Mouches volantes im Yoga

Vedische Grundlagen, Philosophie, Lichtvisionen

Floco Tausin
Leuchtstruktur Verlag

ISBN 9783907400340

Copyright © Leuchtstruktur Verlag / Floco Tausin 2022

Druck:
ingramspark.com

Weitere Informationen zum Thema Mouches volantes:
mouches-volantes.com

Further information about the subject of eye floaters:
eye-floaters.info

Inhalt

Über den Autor
124

Einführung

Mitte der 1990er Jahre begegnete ich im Schweizer Emmental einem zurückgezogen lebenden Mann namens Nestor, der einen einzigartigen und provozierenden Anspruch hat: Er sehe seit Jahren dieselbe Konstellation von riesigen leuchtenden Kugeln und Fäden, welche sich in seinem Blickfeld gebildet haben. Diese Kugeln und Fäden würden am Beginn einer durch unser Bewusstsein gebildeten feinstofflichen Struktur stehen, die wiederum unsere materielle Welt hervorbringe. Nestor, der sich als „Seher" versteht, führt seine subjektive visuelle Wahrnehmung auf seine jahrelangen Bemühungen um Bewusstseinsentwicklung zurück, welche eine entsprechende Lebensweise sowie Praktiken für die temporäre wie permanente Steigerung der Bewusstseinsintensität umfassen. Durch diese körperlichen und konzentrativen Praktiken hätten sich jene Kugeln und Fäden, die zunächst klein, weit weg und sehr beweglich gewesen seien, nun vergrössert, seien näher gekommen, hätten zu leuchten angefangen, und er könne sie nun mit seinem Blick festhalten. Dort, im Zentrum des Sehens, gebe es eine letzte Kugel, die „Quelle", in die wir Menschen beim Einschlafen und Sterben eingehen würden. Nestor ist davon überzeugt, dass wenn wir Menschen uns schon zu Lebzeiten so weit als möglich dieser letzten Kugel annähern, wir die Möglichkeit haben, mit vollem Bewusstsein in sie einzugehen – und damit den Tod zu überwinden.

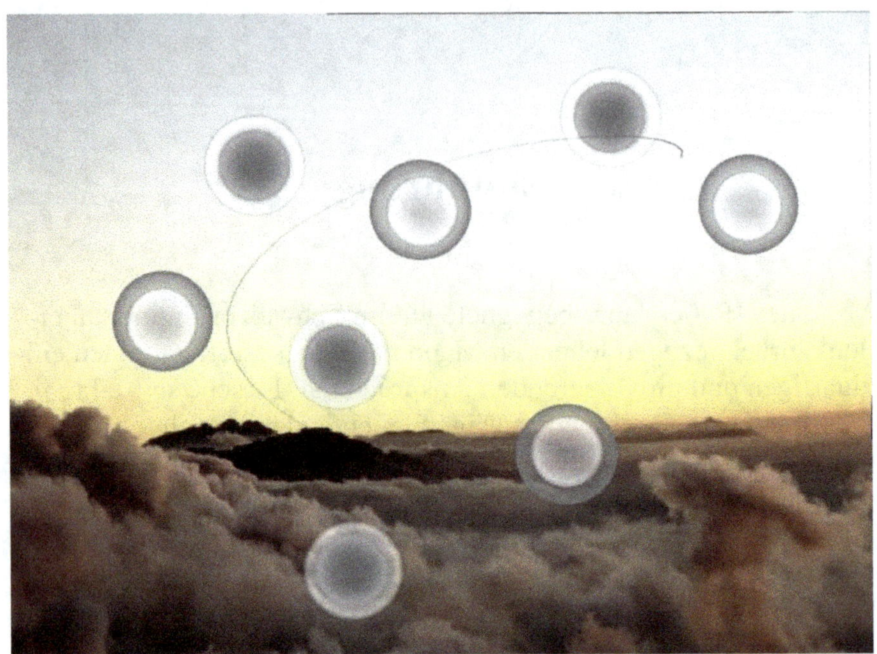

Doppelmembranige Mouches-volantes-Kugeln aus der Sicht eines Se-hers. Quelle: Floco Tausin.

Glaskörpertrübung oder Bewusstseinslicht?

Meine Lehrzeit bei Nestor habe ich im Buch *Mouches Volantes – Die Leuchtstruktur des Bewusstseins* (2005/2010) ausführlich be-schrieben. Als ich diese Punkte und Fäden selbst zu sehen begann, stellte ich Nachforschungen darüber an. Ich fand heraus, dass die-ses subjektive visuelle Phänomen nicht nur bekannt, sondern weit verbreitet war. Das gesellschaftliche Verständnis dieser Erschei-nung weicht allerdings erheblich von Nestors Aussagen ab. In un-serer Kultur liegt die Deutungshoheit über diese Erscheinung seit Jahrhunderten bei der Augenheilkunde. Dort sind die Punkte und Fäden unter dem Begriff „Mouches volantes" (frz. für „fliegende Mücken") bekannt. Mouches volantes sind eine entoptische, d.h. vom menschlichen Sehsystem selbst verursachte Erscheinung. In diesem Fall sind es Trübungen im Glaskörper des Auges, welche die Sicht des Patienten beeinträchtigen. Man erklärt das Phäno-

men dadurch, dass der Glaskörper mit zunehmendem Alter
schrumpft und sich verflüssigt (Syneresis). Teile des feinen Glas-
körpergerüstes aus Hyaluronsäure und Kollagen-Fibrillen ver-
klumpen und werfen Schatten auf die Netzhaut, die als vereinzelte
bewegliche Punkte und Fäden sichtbar werden. Mouches volantes
gelten als harmlos. Der allgemeine ärztliche Rat lautet, sie zu
ignorieren. Zur Vorsorge kann auf eine mögliche Netzhautablö-
sung untersucht werden, was insbesondere dann notwendig ist,
wenn die Mouches volantes plötzlich von grossflächigen dunklen
Wolken („Russregen") und Blitzen begleitet werden.

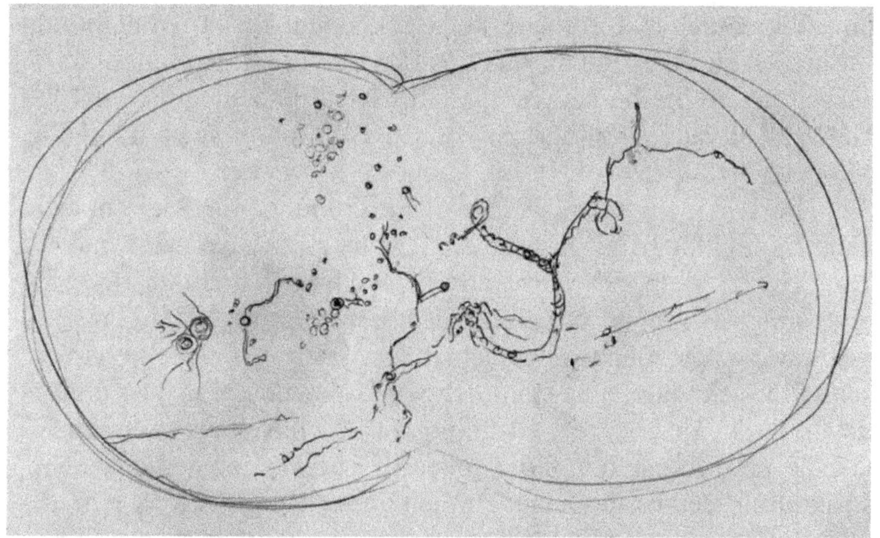

Typische Mouches volantes im Blickfeld. Quelle: Floco Tausin.

Viele Menschen können Mouches volantes sehen, wenn sie sich
achten. Für die meisten sind sie lediglich eine Kuriosität, die nicht
weiter stört. Es gibt aber auch Menschen, die sich durch die Punkte und Fäden in ihrer Sicht derart beeinträchtigt fühlen, dass sie
chirurgische Massnahmen erwägen. Bei der Vitrektomie beispielsweise werden Teile des Glaskörpers entfernt. In der Laser-Vitreo-
lyse hingegen wird versucht, einzelne Fäden durch kurze Laser-
pulse aufzulösen. Solche Behandlungen sind allerdings riskant

und werden von den meisten Ärzten zur Entfernung der harmlosen Mouches volantes nicht empfohlen.

Sind Mouches volantes nun eine Glaskörpertrübung, oder sind sie Bewusstseinslicht? Nestor hat die Mouches volantes als erste Erscheinung dessen identifiziert, was er „Leuchtstruktur" oder auch „Leuchtkugeln" und „Leuchtfäden" nennt und als Bewusstseinslicht versteht. Wenn er damit Recht hat, würde dies eine völlig falsche Einschätzung der Mouches volantes durch die heutige Augenheilkunde bedeuten. Wie kann das sein? Tatsache ist, dass Augenärztinnen und Augenärzte die Mouches volantes in den Augen ihrer Patienten nicht immer erkennen können. Dies trifft nicht nur für den Blick ins Auge mittels Spaltlampe zu, sondern auch für aufwändigere Methoden wie die Ultraschalluntersuchung oder die Optische Kohärenztomographie (OCT). Warum können nicht alle Mouches volantes objektiv festgestellt werden? Von ärztlicher Seite hört man zuweilen, dass manche Trübungen zu klein oder zu nahe an der Netzhaut sind, um sie festzustellen. Demnach sind die verfügbaren Methoden und Geräte einfach noch nicht leistungsfähig genug. Es gibt aber auch die Möglichkeit, dass unter dem Begriff „Mouches volantes" verschiedene Arten von subjektiven visuellen Erscheinungen zusammengefasst werden, und dass eine davon gar keine Glaskörpertrübung ist. Auch wenn tatsächliche Glaskörpertrübungen und die ersten Erscheinungen der Leuchtstruktur auf den ersten Blick ähnlich aussehen, gibt es bei genauerer Betrachtung klare Unterschiede: Erstere werden eher als Schatten, Schlieren oder Flecken beschrieben, als etwas Dunkles und Unscharfes also. Letztere hingegen sind vereinzelte transparente oder leuchtende Punkte und Fäden mit klaren Konturen. Die Punkte enthalten einen Kern, die Fäden sind mit Punkten ausgefüllt. Erstere können objektiv festgestellt und behandelt werden, Letztere nicht – weil es sich eben nicht um Glaskörpertrübungen handelt. Ich schlage vor, die Leuchtkugeln und Leuchtfäden eher als eine Erscheinung spezieller Zustände des Sehnervensystems zu begreifen, so wie beispielsweise die entoptischen Erscheinungen der Phosphene oder der sog. Formkonstanten. Damit erscheint Nestors Behauptung nicht mehr abwegig, dass die Entwicklung von kleinen beweglichen transparenten Punkten und Fäden, den Mouches volantes, hin zur grossen stabilen Leuchtkugeln und Leuchtfäden eine Frage des Bewusstseins und seiner Entwicklung sei.

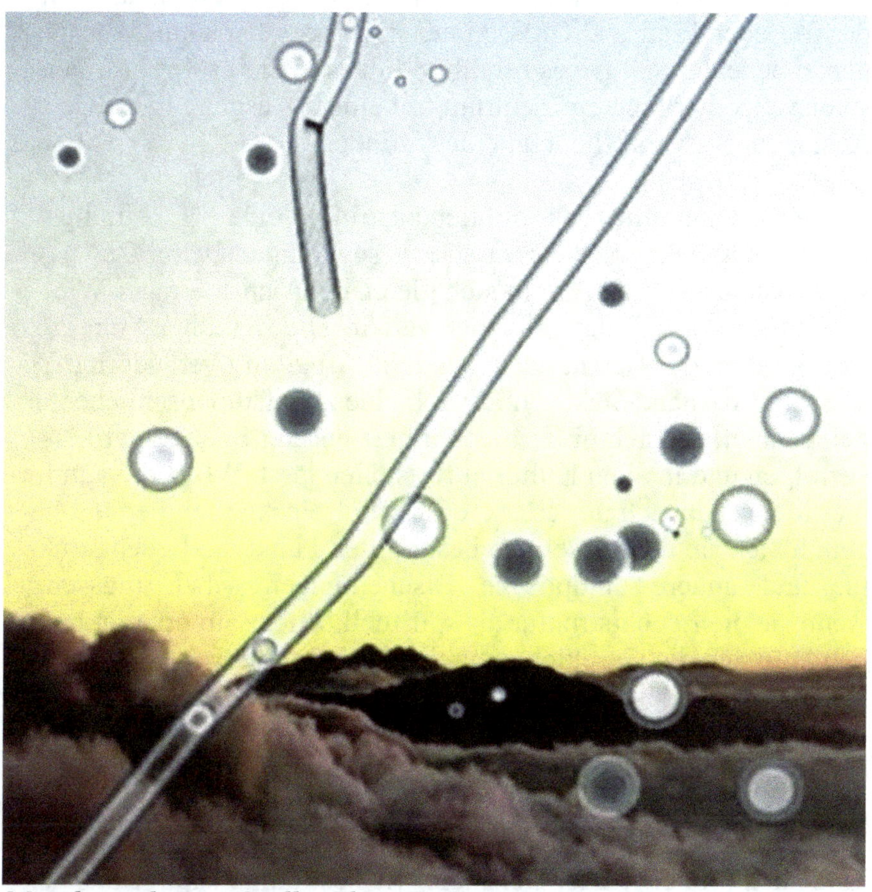

Mouches volantes. Quelle: Floco Tausin.

Auf den Spuren der Leuchtstruktur

Seit Jahren versuche ich in Theorie und Praxis nachzuvollziehen, was mich Nestor über die Leuchtstruktur gelehrt hat. Mit meinen bisherigen Erfahrungen kann ich zwar nicht alle seine Behauptungen bestätigen. Aber was ich gesehen habe, kann ich nicht mehr mit der Vorstellung einer „Glaskörpertrübung" oder der Verklumpung von Glaskörperstrukturen vereinbaren. Hingegen bin ich zur Überzeugung gelangt, dass es sich bei diesen Leuchtpunkten und Leuchtfäden tatsächlich um ein Bewusstseinsphänomen handelt, das in Leuchtkraft und Grösse intensiviert werden kann. Was das genau bedeutet und wo es hinführt – ob es in dieser Struktur beispielsweise wirklich ein Zentrum mit einem Ausgang gibt, wie Nestor sagt –, versuche ich herauszufinden.

Wenn man annimmt, dass die Leuchtstruktur eine Erscheinung des sich entwickelnden Bewusstseins sowie intensiverer Bewusstseinszustände ist, dann stellt sich gleich die nächste Frage: Wie kommt es, dass wir davon nichts wissen? Die Bemühung um grössere Klarheit des Bewusstseins und die Arbeit mit veränderten Bewusstseinszuständen ist schliesslich eine zutiefst menschliche Angelegenheit, die sich bis in die Anfänge unserer Spezies zurückverfolgen und in allen Kulturen feststellen lässt. Wo und wann immer Menschen sich um grössere Bewusstseinsklarheit bemüht haben, hätten sie doch ab einem bestimmten Punkt die Leuchtstruktur und andere entoptische Erscheinungen sehen müssen. Und wenn sie die Leuchtstruktur als spirituell bedeutsam erkannt haben, müssten die Geschichten und Bilder, die sie weitergegeben haben, in irgendeiner Weise davon berichten. Die Leuchtkugeln und Leuchtfäden müssten also in vielen kulturellen Traditionen in der einen oder anderen Form zu finden sein.

Nestor war stets davon überzeugt, dass es sich so verhält. Und er fand auch immer wieder Beispiele wie bestimmte Motive aus der Kunst anderer oder früherer Kulturen, die den Leuchtkugeln oder Leuchtfäden glichen, und die er für eine Darstellung der Leuchtstruktur hielt. Gleichzeitig liess er nie einen Zweifel daran, dass die Anforderungen sehr hoch sind, eine Seherin oder ein Seher zu werden. Eine Seherin oder ein Seher ist Nestor zufolge ein Mensch, der sein psychophysisches System dahingehend entwickelt hat, dass es in der Lage ist, grosse Energiemengen zirkulieren zu lassen und als Ekstase abzugeben. Es ist ein Mensch, der

14

als Resultat dieses grossen Energieumsatzes seine Leuchtstruktur als strukturiertes Bewusstseinslicht mit einem klaren und intuitiven Aufbau erkennt und entsprechend würdigen kann. Und es ist ein Mensch, dessen Sehen so weit fortgeschritten ist, dass er sein Zentrum und seine Quelle darin erkennt, auf die er zugeht. Offensichtlich sind nur wenige Menschen dazu in der Lage. Denn es braucht nicht nur eine starke körperliche und psychische Konstitution. Es braucht den Kontakt zu den richtigen Texten oder Menschen, die inspirieren oder anleiten. Es braucht die Bereitschaft, über Jahre hinweg bewusstseinsintensivierende Techniken und Mittel anzuwenden und ihnen im Leben Priorität einzuräumen. Und vermutlich braucht es bestimmte Begegnungen, Schicksalsschläge oder Lebenserfahrungen, damit der Wunsch und Wille zu dieser Bewusstseinsintensivierung – mit der Aussicht auf grössere Freiheit, Weisheit und Zufriedenheit – nicht nur aufkeimt, sondern auch anhält.

Eine grosse Verbreitung der Leuchtstruktur in den einzelnen kulturellen Traditionen kann also nicht erwartet werden. Und wo die Leuchtstruktur auftaucht, waren es zunächst zwar Seherinnen und Seher, die das Wissen um die Leuchtstruktur festgehalten, kommuniziert und interpretiert haben. Doch meistens waren es Nicht-Seher, die dieses Wissen ihrem intellektuellen Verständnis gemäss bearbeitet, verändert und weitergegeben haben. So ist es zu erklären, dass die überlieferte Leuchtstruktur selten in reiner seherischer Form und Bedeutung erscheint, sondern tief in die Kultur oder Spiritualität einer bestimmten Gruppe oder Gesellschaft eingebettet ist. Über die Zeit hinweg kann diese Entwicklung darin resultieren, dass sich die Darstellung, Bedeutung und Funktion der Leuchtstruktur in einem bestimmten Kulturgut so weit vom seherischen Ursprung entfernt hat, dass die leuchtenden Kugeln und Fäden kaum noch – oder gar nicht mehr – zu erkennen sind.

Forschen und Sehen

Ab einem bestimmten Zeitpunkt während meiner Lehrzeit bei Nestor habe ich damit begonnen, nach Spuren der Leuchtstruktur in verschiedenen Gesellschaften, Zeiten und Kulturen zu suchen. Zunächst war einfach der Geisteswissenschaftler in mir herausgefordert. Denn Nestors Ansicht, dass bekannte Kulturgüter und Religionen auf die Leuchtstruktur zurückgehen, konnte ich nicht unwidersprochen stehen lassen. Doch um qualifiziert auf eine solche ungeheure Behauptung antworten zu können, musste ich mich selbst in diese Kulturen und Religionen vertiefen. Allerdings war ich in meinem Forschen nie unvoreingenommen. Während es mir zunächst darum ging, Nestors Behauptungen zu widerlegen, änderte sich meine Gesinnung mit der Zeit und ich versuchte die Leuchtstruktur als Grundlage bestimmter kultureller und religiöser Erscheinungen zu postulieren. Doch meine Ergebnisse blieben spekulativ, die Frage liess sich fast nie eindeutig klären. An diesem Punkt eröffneten mir die Seher ein anderes Verständnis meines Forschens. Ich begriff, dass nicht die Resultate für mich – geschweige denn für die Seher – wichtig waren. Sondern das Forschen war eine für mich naheliegende konzentrative Auseinandersetzung mit der Leuchtstruktur, die letztlich mein Sehen unterstützte. Insofern sind meine Texte nicht als wissenschaftliche Arbeiten im strengen akademischen Sinn zu verstehen, obwohl die Vorgehensweise und Sprache durch meine geisteswissenschaftliche Ausbildung geprägt sind. Sondern sie sind Nebenprodukte einer spirituellen Aktivität, die mich der Leuchtstruktur auch über das Denken näher brachten. Dennoch bin ich davon überzeugt, dass die These von den entoptischen Erscheinungen als kulturtreibendem Faktor in der Wissenschaft stärker berücksichtigt werden sollte. Als Verbindungsglied zwischen der inneren, subjektiven und der äusseren, objektiven Welt könnten entoptische Phänomene zahlreiche kulturelle und religiöse Erscheinungen erklären oder zumindest auf eine andere, neue Weise beleuchten. Was die Leuchtstruktur selbst betrifft, legen meine Arbeiten nahe, dass sie für die meisten Menschen und die längste Zeit der menschlichen Kulturgeschichte eine weitaus bedeutungsvollere

Rolle gespielt hat als man es von einer simplen Glaskörpertrübung erwarten würde. Für spirituell interessierte Leserinnen und Leser gibt es hingegen nur eine zentrale Frage: Welche Bedeutung hat die Leuchtstruktur für mich und für mein Streben nach mehr Bewusstseinslicht? Die Wissenschaft kann diese Frage nicht beantworten. Das eigene Forschen und Sehen hingegen schon.

Mouches volantes im Yoga

Dieses Buch versammelt früher publizierte und überarbeitete Artikel, in denen ich nach Spuren der Leuchtstruktur in den Religionen Indiens gesucht habe. Mein Augenmerk gilt den Veden und den Upanishaden sowie dem Yoga, der sich auf dieser Grundlage entwickelt hat.

Der Begriff „Yoga" stammt von der Sanskrit-Wurzel *yuj*. *Yuj* bedeutet „anschirren" oder „anspannen", typischerweise das Anschirren von Pferden an einen Wagen. Eine sinngemässe Übersetzung von Yoga ist das „Joch". Als Metapher verweist „Yoga" dann auf die Sinne und Gedanken eines Menschen, die wild und ungestüm sind wie Pferde, und die vom Geist als Wagenlenker gezügelt und kontrolliert werden sollen. Der Yoga umfasst die Philosophie sowie die geistigen und körperlichen Praktiken, um diesen ruhigen konzentrierten Zustand (skr. *samadhi*) zu erreichen. Das Ziel der Yogini oder des Yogi ist es, von Leiden (skr. *duhka*) befreit zu werden und die eigene wahre Natur zu erfahren. Diese Natur wird in diversen Aspekten beschrieben, etwa als das absolute Dasein (skr. *sat*), das unpersönliche Bewusstsein (skr. *chit*), die reine Glückseligkeit (skr. *ananda*) oder auch die Einheit mit Gott oder dem Absoluten (Shiva, Purusha, Brahman). Vereinfacht gesagt zielt Yoga auf die Realisierung eines intensiveren, als befreiend erfahrenen Bewusstseinszustands ab. Entsprechend verstehe ich die diversen indischen Richtungen des Yoga als kulturelle Varianten von bewusstseinsintensivierenden Praktiken, die sich überall auf der Welt gebildet haben. Den Ursprung dieser Praktiken verorte ich in prähistorischen Techniken der Ekstase und Bewusstseinsveränderung, die ich als „schamanisch" bezeichne.

Erhöhte Bewusstseinsintensität fördert die Wahrnehmung von inneren Erscheinungen wie Licht, Bilder und Klänge. Darunter fallen auch entoptische Phänomene wie die Leuchtstruktur. Ich gehe also davon aus, dass die Leuchtstruktur Mouches volantes zu den Erscheinungen gehören, die Yogis erfahren, berichtet und in ihren Werken festgehalten haben. In diesem Buch erhärte ich diese Vermutung anhand zahlreicher Beispiele.

Wann und wie der Yoga genau enstanden ist, ist umstritten. Manche Forschenden halten ihn für eine rein indische Erfindung. Andere vermuten, dass seine Wurzeln weiter zurückreichen als die Indo-Arier und ihre Veden. Beide Sichtweisen haben ihre Berechtigung, auch abhängig davon, wie eng oder wie weit der Begriff „Yoga" definiert wird. Da ich den indischen Yoga als Weiterentwicklung prähistorischer schamanischer Praktiken der Bewusstseinsintensivierung verstehe, bevorzuge ich die zweite Sicht. In dieser Sichtweise beginnt der indische Yoga also lange vor den klassischen Texten wie z.B. dem Yogasutra des Patanjali oder der Hathayogapradipika, die erst in nachchristlichen Jahrhunderten entstanden sind. Wenn ich also im ersten Teil dieses Buches nach Spuren der Leuchtstruktur in den Veden suche, den ältesten heiligen Schriften Indiens, dann suche ich zugleich nach frühen Spuren des Yoga. Zwar gibt es in den Veden keine direkten Belege für yogische Praktiken. Doch die Metaphern und Visionen der „Seher (skr. *rishi*), deren Bilder viele Aspekte der Leuchtstruktur aufweisen, sind m.E: Hinweise auf bewusstseinsintensivierende Praktiken. Hier verorte ich die ersten schriftlichen Spuren des Yoga.

Die vedische Kultur ist vermutlich eine Mischung aus der Kultur der Arier – einem nomadischen Volk, das im zweiten Jahrtausend v. Chr. aus Zentralasien nach Indien eingewandert ist – und aus Aspekten der Hochkultur, die zwischen dem 3. und 2. Jahrtausend v. Chr. im Industal im Nordwesten des Subkontinents blühte (Ka-

pitel 1). Obwohl die vedische Religion in erster Linie die priesterliche Religion der Brahmanen ist, gibt es bereits im ältesten Werk,
dem Rigveda, Hinweise auf ein ekstatisches Sehertum, das womöglich durch ältere schamanische Praktiken inspiriert worden ist
(Kapitel 2). Dieses Sehertum wurde in den frühen asketisch-mys-
tischen Schriften, den älteren Upanishaden, weitergeführt. Diese
Texte interpretieren die Opferrituale als innere Prozesse und lehren erstmals die Befreiung aus dem Wiedergeburtenkreislauf.
Manche der eher kryptischen Inhalte des Rigveda und der Upanishaden können entprechend als Wahrnehmung entoptischer Formen während intensiveren Bewusstseinszuständen verstanden
werden. Dazu gehören etwa die Beschreibung des berauschenden
Somarituals, die Darstellung der Götter und ihrer Fahrzeuge, die
Vorstellungen über die Welt und den Kosmos, über die individuelle Seele und das Absolute (Atman und Brahman), über den Weltenbaum, die metaphorische Bedeutung der Säulen, Pfosten, Gewebe und Netze, sowie die ersten Beschreibungen der Nadis als
feinstoffliche Energiekanäle. Alle diese Aspekte der vedischen
Religion lassen sich abstrahiert als Kreis- oder Kugel-Strukturen
sowie Faden- oder Röhren-Strukturen begreifen. Und sofern sie
mit Licht, dem Himmel, dem Sehen und mit Bewusstseinsveränderung assoziiert sind, diskutiere ich sie als Kugeln und Fäden der
Leuchtstruktur (Kapitel 3-5). Ein Fazit rundet den ersten Teil des
Buches ab (Kapitel 6).

Der zweite Teil des Buches beginnt mit der historischen Entwicklung der späteren Religionen Indiens (zusammenfassend „Hinduismus") sowie der Philosophie und Praxis des Yoga im engeren
Sinn (Kapitel 7). Dann konzentriere ich mich auf die Schriften,
die für den Yoga massgebend waren – hauptsächlich die Yoga-
Upanishaden, die Schriften der Samkhya-Yoga-Philosophie sowie
die Grundlagentexte des klassischen Hatha Yoga. Auch hier be-
gegnen uns philosophische Vorstellungen, die durch das Sehen
der Leuchtstruktur inspiriert sein könnten. Dazu zählen die Strukturen des Kosmos und seiner Daseinsfaktoren (skr. *tattva*), die Visionen von Atman und Brahman, die Metaphern von Netzen, Fäden und Perlenketten, sowie bekannte Yoga-Konzepte wie Om,

Bindu, Chakra, Nadi und Kundalini (Kapitel 8-13). Manche Yoga-Texte berichten aber auch direkt von subjektiven visuellen Lichterscheinungen, und zwar nicht nur als Resultat yogischer Bemühungen, sondern auch als Objekt der Konzentration. Das Sehen kann also Teil des Yoga sein. Insofern lässt sich von einem „Yoga des Sehens" sprechen (Kapitel 14). Diesen zweiten Teil des Buches schliesse ich mit einem Fazit ab, das weitergehende Beispiele und Überlegungen enthält (Kapitel 15).

Die Texte in diesem Buch sind erstmals wie folgt erschienen:

Tausin, Floco (2019): „Der Yoga des Sehens". *Lebendes-Licht.de.* lebendes-licht.de/der-yoga-des-sehens (20.1.19)

Tausin, Floco (2012): „Mouches-volantes-Strukturen in den Veden – Teil 1: Schamanismus und Soma". *Ganzheitlich Sehen 2/12.* mouches-volantes.com/news/news(2-12).htm#1 (30.9.19)

Tausin, Floco (2012): „Mouches-volantes-Strukturen in den Veden – Teil 2: Götter, Sonne, Vimanas, der Kosmos und Atman/Brahman". *Virtuelles Magazin 2000 65.* archiv.vm2000.net/65/FlocoTausin/Mouches-volantes-Strukturen-in-den-Veden-Teil2.html (30.9.19)

Tausin, Floco (2012): „Mouches-volantes-Strukturen in den Veden – Teil 3: Opfersäule, Weltenbaum, Indras Netz und Nadis als Faden- und Röhrenstrukturen". *Virtuelles Magazin 2000 66.* archiv.vm2000.net/66/FlocoTausin/Mouches-volantes-Strukturen-in-den-Veden-Teil3.html (25.9.19)

Erster Teil

Die Veden

1
Die Arier und die Veden

Entstand die arisch-vedische Zivilisation in Indien oder kam sie von ausserhalb? Diese Frage ist unter Wissenschaftlern umstritten. Manche favorisieren – teilweise aus politischen Gründen –, dass die Veden und der Hinduismus ein rein indisches Phänomen sind. Die meisten Forscher jedoch unterstützen die Einwanderungsthese. Dieser These zufolge wanderten die Arier, ein halbnomadisches Reiter- und Hirtenvolk aus Zentralasien, im Verlauf des 2. Jahrtausends v. Chr. in Nordindien ein (Walsh 2006). Sie trafen dort auf regionale Kulturen, die teilweise das Erbe der pakistanisch-indischen Industal- oder Harappa-Zivilisation weiterführten. Es scheint, dass die Arier von dieser Zivilisation, die sich seit 1900 v. Chr. im Niedergang befand, manche Praktiken und Symbole – etwa der Pfau, das „Sonnenrad" (skr. *svastika*), die Pappel-Feige, die Hörnerkrone, Yantra- und Mandala-Formen u.a. – übernommen haben (vgl. Tausin 2012a; Kenoyer 2008). Ab ca. 1400 v. siedelten die Arier im Punjab, wo sie allmählich sesshaft wurden. Es gab eine Priesterschaft, die Brahmanen, die die Hymnen für die Götter rezitierten und Opfer verrichteten. Als Grundlage dienten ihnen ihre heiligen Texte, die Veden. In der mittelvedischen Zeit (ca. 1200-850 v. Chr.) breiteten sich die Arier ins obere Tal des Ganges aus. Erste Staaten wurden gebildet. Die Brahmanen bauten ihre rituelle Macht aus, die Opferrituale wurden zu einer immer komplexeren Angelegenheit. In den vedischen Texten dieser Zeit häufen sich die Abfolgen von vielfältigen Gleichsetzungen irdischer und kosmischer Phänomene. Alle Erscheinungen wurden immer stärker auf eine alles umfassende kosmische Ordnung zurückgeführt. Zwischen 850-500 v. Chr. siedelten die Arier auch in der unteren Ganges-Ebene. Die Staaten entwickelten sich zu zentralisierten Königtümern mit Militär- und Verwaltungsapparat. Als Reaktion auf die brahmanische Vorherrschaft sowie auf die politische und ökonomische Instabilität der Zeit entstand eine asketische Bewegung. Manche Asketen lehnten die Veden ab, so die Jainas und Buddhisten. Andere anerkannten ihre Autorität, deuteten sie aber um. So wurde das brahmanische Opfer beispielsweise als innerer mystischer Prozess verstanden. Die Asketen entwickelten die Lehre des Wiedergeburtenkreislaufs (skr. *samsara*) und der Vergeltung der Taten (skr. *karma*). Durch Entsagung und Konzentration versuchten sie, sich aus dem leidvoll verstandenen Dasein zu befreien.

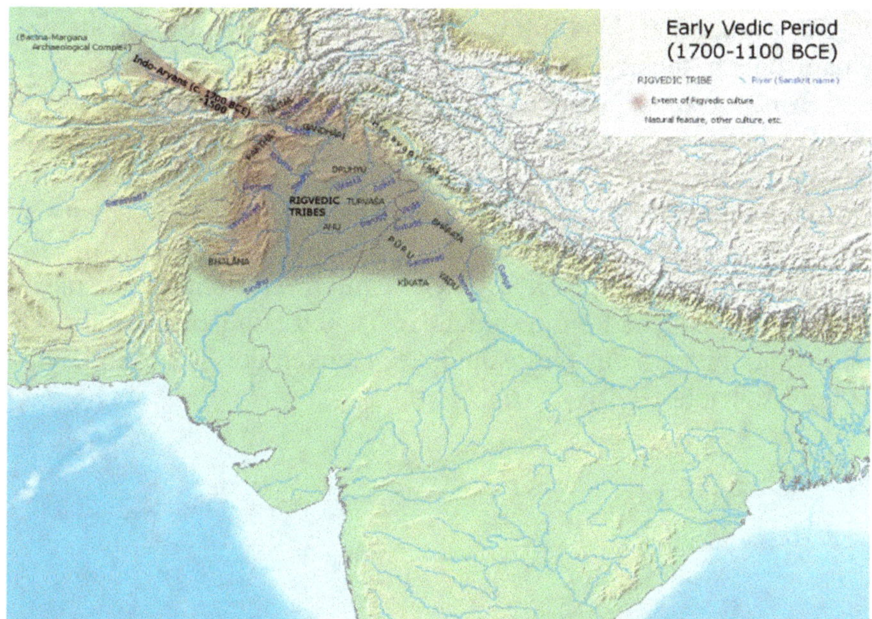

Einwanderung der Indo-Arier in das Gebiet der früheren Industal-Zivilisation im Nordwesten Indiens sowie die Ausdehnung des Siedlungsgebietes der arischen Stämme zwischen 1700 und 1100 v. Chr. Quelle: Link[1].

Die Veden (skr. *veda*, „Wissen") sind eine Sammlung von Texten, die über mehrere Jahrhunderte entstanden. Sie wurden ab ca. 1700 v. Chr. nach und nach verfasst, mündlich weitergegeben und erst in nachchristlichen Jahrhunderten schriftlich aufgezeichnet. Die vier hauptsächlichen, vor 500 v. Chr. zusammengestellten Textgattungen sind die Samhitas, Brahmanas, Aranyakas und die Upanishaden. Die Samhitas („Sammlungen") sind die ältesten Texte und bilden den Kern der Veden. Zu ihnen gehören der Rigveda (Hymnen), der Samaveda (Lieder), der Yajurveda (Opferformeln) und der Atharvaveda (magische Formeln und Sprüche). Zu jedem dieser vier Veden wurden ab ca. 900 v. Chr. Brahmanas verfasst. Dies sind Ritualtexte, die Vorschriften zur Durchführung der Opferrituale enthalten. Wenig später entstanden nach und nach die verschiedenen Aranyakas. Diese „Waldtexte" deuten das Opferritual mystisch aus und werden ebenfalls jeweils einem der vier

Veden zugeordnet. Vor 500 v. Chr. entstanden auch die ältesten Upanishaden, die als Teil der Aranyakas gelten, so die Upanishaden Brihadaranyaka, Chandogya, Taittiriya, Aitareya, Kausitaki und Kena. Sie stellen bereits Fragen nach der Natur des Selbst bzw. Atman (skr. *atman*) und seinem Verhältnis zum ultimativen Göttlichen bzw. Brahman (skr. *brahman*). Viele weitere Upanishaden folgten ab der Mitte des 1. Jahrtausends v. Chr. und in nachchristlicher Zeit. Diese „Geheimlehren" enthalten philosophisch-mystische Lehrgespräche zwischen Schüler und Lehrer und widerspiegeln das philosophische Denken der Zeit (Clothey 2006; Michaels 1999).

2
Schamanismus in den Veden

Die vedische Religion erscheint in den Texten zunächst als priesterliche, später auch als philosophische und mystische Religion.
Schamanische Einflüsse, die möglicherweise aus Zentralasien
oder auch von der älteren Industal-Kultur stammen (vgl. Tausin
2012a; Clark 2005), können bei genauer Betrachtung jedoch festgestellt werden. Für die entoptische Deutung vedischer Inhalte ist
es sinnvoll, diese Elemente bzw. die bewusstseinsverändernden
Praktiken in den Texten zu benennen. Mit schamanischen Themen
verbunden sind z.B. die in den Veden genannten Opferer und
Priester. Sie erzeugen durch ihre Verrichtungen Hitze (skr. *tapas*)
im Makrokosmos, die als Rage dem Sieg der Götter über die Feinde der Arier dient (z.B. RV II, 23,14). Später sind es Asketen, die
durch Kasteiung Hitze im Mikrokosmos ihres Körpers erzeugen,
die als Läuterung und Verbrennung von Karma verstanden wird
(vgl. Knipe 1987). Die weisen Verfasser der Samhitas, die Rishis
(skr. *rishi*), weisen auf ein altes ekstatisches Sehertum hin: Die
Herkunft des Begriffs *rishi* ist umstritten, doch impliziert er stets
einen inspirierten, mystischen Bewusstseinszustand, der oft mit einer Art des „Sehens" (Rishi von skr. *drish*, „sehen") einhergeht
(Monnier-Williams 1988). Die Inhalte der Veden können somit
als inspiriert durch intensivere, energetische Bewusstseinszustände verstanden werden. Mehrere Elemente v.a. des Rigveda wurden denn auch als typisch schamanisch bezeichnet, z.B. der Glauben über den Tod und das Schicksal der Seele im Totenreich, die
mythische Himmelsleiter, die Weltachse (RV X, 89, 4) oder der
umgekehrte Weltenbaum (RV 1, 24,7), die Siebenzahl, die Vogel-
und Flugsymbolik (RV X, 119) sowie die Schmied- und Feuersymbolik (RV I, 13, 10). In späteren Texten kommen Hinweise

auf Höllen- und Traumwelten hinzu (vgl. Harvey/Wallis 2007; Kent 2004; Witzel 2003; Stutley 2003; Eliade 1957).

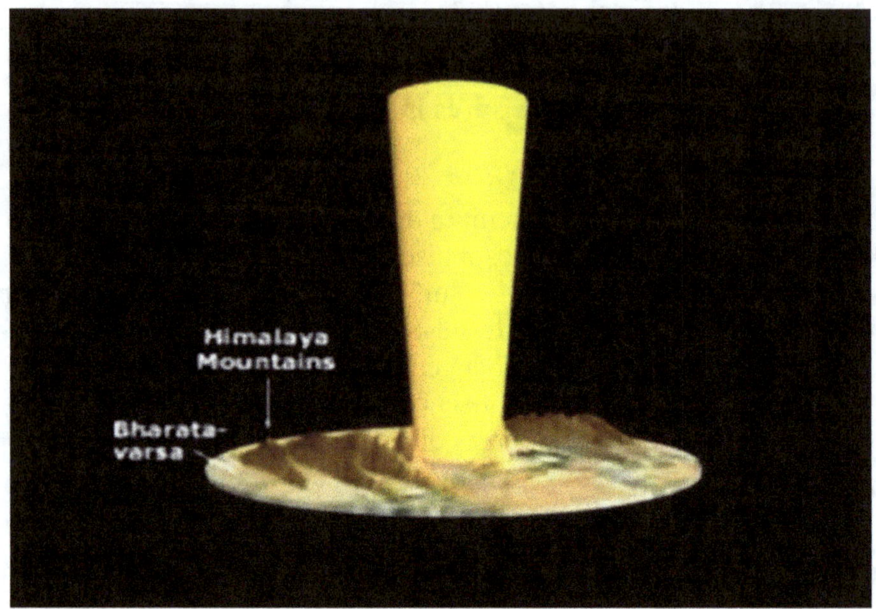

Der Berg Meru bzw. Sumeru als Weltachse in der Mitte von Jambudvipa, des bekannten Kontinents im alten Indien. Hier nach einer mythologischen Darstellung der nachchristlichen Bhagavata Purana. Quelle: Thompson n/a.

Mircea Eliade deutet das brahmanische Ritual insgesamt als Auffahrt in die himmlische Welt und findet Hinweise auf bewusstseinsverändernde Praktiken, die mit Askese, Besessenheit und Ekstase (RV X, 136) einhergehen. Eines dieser Rituale ist auch für spätere Forscher in dieser Hinsicht sehr offensichtlich: das Soma-Ritual.

3
Soma und die Leuchtstruktur

Das neunte Buch des Rigveda ist dem Soma gewidmet. Soma ist sowohl eine Gottheit, als auch der Saft einer bis heute nicht identifizierten Pflanze. Das Buch beschreibt in wiederkehrenden Varianten mystische und kosmologische Attribute und Prozesse, die mit Soma in Zusammenhang stehen, z.B.:

> 1. Des Soma Tropfen sind entströmt,
> die Säfte in des Rechtes Sitz,
> Dem Indra die berauschendsten.
> 2. Die Sänger haben laut geschrien
> nach Indra zu des Soma Trunk,
> Wie Mutterkühe nach dem Kalb.
> 3. Begeistert, Rausch erregend weilt
> in Stromes Wellen in dem Sitz
> Der Soma mit der Kuh vereint.
> 4. Gewaltig zeigt der weise sich
> im Himmelssitz, im Widderfell,
> Ein Seher Soma, stark an Geist.
> 5. Den Soma, der in Schalen,
> ruht, und welcher durch die Seihe rinnt,
> Nimmt Indu auf in seinen Arm.
> 6. Und auf des Meeres Fläche hin,
> lässt Indu schallen seinen Sang,
> Erregt den methgefüllten Trog.
> 7. Der Pflanzenfürst, dem Lob gebührt,
> weilt in der nektarreichen Milch,
> Den Menschenstämmen holdgesinnt.
> 8. Der Soma strömet angespornt
> zu lieben Himmelsstätten hin,
> Der Seher mit des Priesters Strom.
> 9. Ertheil uns, Indu rieselnder,

den Schatz, der tausendfach erglänzt
Und schöne Hülfe uns gewährt"
(RV IX, 12).

Früher hielten westliche Forscher diese und andere mystische Zeilen als „Dumpfheit", „Gewirr" und „Phantasmen" (Oldenberg 1894). Heute deutet man sie als Metaphern für die Herstellung eines bewusstseinsintensivierenden Getränks. Die Pflanze wird gereinigt, gekeltert, gefiltert – im o.g. Vers verweisen die Begriffe „Seihe" und „Widerfell" darauf hin –, in Schalen oder Kufen aufgefangen („Sitz", „Himmelssitz", „Schalen") und mit Milch gemischt („Kuh", „Milch"), evtl. auch mit Honig gemischt und einer Gärung ausgesetzt („methgefüllt") (Grassmann 2003). Die bewusstseinsverändernden Qualitäten lassen sich z.B. daraus ersehen, dass Soma von Priestern den Göttern dargebracht wird, die dadurch ihre Heldentaten vollbringen. Und von Rishis heisst es, sie hätten mit Hilfe des Soma verborgene Dinge gesehen und das ekstatische Schütteln (skr. *vipat*) beim Sehen ihrer Visionen erlebt (Kent 2004). Die Soma-Beschreibungen enthüllen weitere wichtige Qualitäten. So erscheint die Dichtung besonders mystisch inspiriert. Und die Rede von grossen Gebilden wie Strömen, Meeren, Kühen etc. könnte wie der bewusstseinsabhängige Zoom-Effekt (Tausin 2006b) auf die vergrösserte Wahrnehmung (Makropsie) von Gegenständen hinweisen. Ausserdem löst Soma intensive Lichterscheinungen aus, wie die zahlreichen Hinweise auf Lichter und Glanz bezeugen (Stuhrmann 2006). Soll die pharmakologische Eigenschaft der Pflanze bestimmt werden, erscheint eine halluzinogene Wirkung wahrscheinlicher als eine rein anregende. Im wissenschaftlichen Diskurs über Soma werden anregende Pflanzenarten wie Sarcostemma und Ephedra dem halluzinogen wirkenden Fliegenpilz (Wasson 1971) gegenüber gestellt (vgl. Stuhrmann 2006). Darüber hinaus werden eine Vielzahl von Pflanzen als das vedische Soma in Erwägung gezogen, so Akaziengewächse, Silberkraut (*Argyreia nervosa*), Cannabis, Korallenbaumarten, diverse Windenarten und die Pilze der Gattung Mutterkorn und Psilocybe, um einige zu nennen (Rätsch 1998).

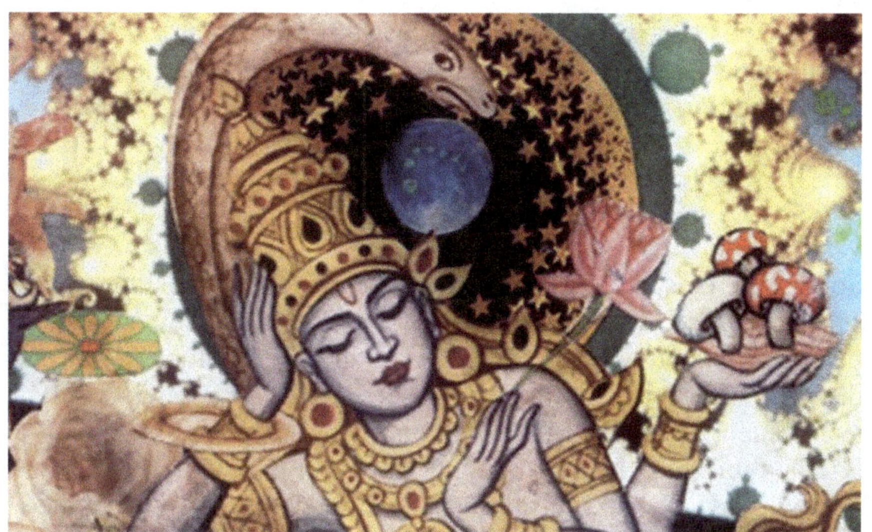

Der Fliegenpilz als Soma des Hindu-Gottes Vishnu? Quelle: Link[2].

Die Interpretation von Soma als Halluzinogen könnte jedoch die Beschreibungen im Rigveda noch in einem anderen Licht erscheinen lassen. Ich halte es für möglich, dass nicht nur die lichtvollen und himmlischen Qualitäten von Soma Ausdruck von intensivierter seherischer Wahrnehmung sind, sondern auch das, was viele Forscher als „irdischen" Herstellungsprozess des Getränks deuten. Es finden sich in diesen Beschreibungen nämlich Strukturen, die auch auf entoptische Wahrnehmungen und auf die Leuchtstruktur Mouches volantes passen.

Der Begriff Soma stammt von der Sanskrit-Wurzel *su*, d.h. „erzeugen, gebären, zeugen". Soma kann also das „Erzeugte", aber auch der „Erzeuger" sein. Erst im weiteren Sinn bedeutet Soma „Saft" oder „Extrakt". Soma ist also eine Art Essenz, die zeugende Kraft und intensive Lichtqualität hat. Auch ist sie in Bewegung, sie „fliesst" oder „strömt". So wird Soma z.B. als *pavamana* bezeichnet, d.h. der „hell Rieselnde" oder „klar Fliessende". Dieses Helle fliesst durch eine Art „Reiniger" oder „Erheller" (skr. *pavitra*), was als ein Geflecht aus Fäden beschrieben wird. In der rein alltagsweltlichen Interpretation würde es sich um

ein Sieb aus Haaren, Wolle oder Grashalmen handeln. Doch das
„Läuterungsnetz" (RV IX, 67, 22-24) ist mit dem Himmel assoziiert, und dort fliesst der Soma:

> „Er ist's, der durch den Himmel rinnt, im Strome durch die Lüfte
> dringt" (RV IX, 3, 7).

Soma wird entsprechend auch Stütze oder Pfeiler des Himmels,
aber auch der Erde genannt (z.B. RV IX, 2; 26; 86; 87 etc.). In
manchen Versen wird er – bevor er durch das Netz fliesst – durch
diverse Subjekte und mithilfe diverser Objekte bearbeitet: Zehn
Jungfrauen, der Arm der Männer, ein Stein u.a. pressen, klären,
reinigen und streicheln den Soma (z.B. RV IX, 6; und 86). Durch
oder entlang des Himmelsnetzes rieselt der Soma in Tropfen, die
ebenfalls als leuchtend beschrieben werden (Grassmann 2003),
wobei der Begriff für Tropfen (skr. *indu*, möglicherweise ver-
wandt mit dem späteren *bindu*) in den Veden generell als alterna-
tive Bezeichnung für Soma gebraucht wird, oft auch in der Mehr-
zahl. Schliesslich wird von Soma gesagt, dass er „erfreut". Insbesondere Indra, aber auch andere Gottheiten „erfreuen" oder „be-
geistern" sich in mehreren Büchern des Rigveda am Soma (RV I,
51, 5; VI, 17, 4; VIII, 16, 4; IX, 96, 1). Der Sanskritwort dafür ist
das Verb *hirsh*, das in der indischen Tradition die Ekstase bzw.
das psychophysische Prickeln in die Freude mit einschliessen
kann (Tausin 2011c).

Zusammenfassend stellt sich Soma dar als leuchtender, Bild
erhellender und Ekstase erzeugender Fluss aus Tropfen am Himmel, der zunächst durch einige wenige Prinzipien bewegt wird
und dann durch eine ganze Netzstruktur fliesst. Dabei gibt es Hinweise auf das polare Prinzip des Soma (Jungfrauen/Männer,
Stier/Kühe) und darauf, dass er als „Erzeuger" diese Strukturen
selbst erschafft (vgl. unten). Was im neunten Buch des Rigveda
beschrieben wird, könnte also eine mystisch und metaphorisch beschriebene Vision der Leuchtstruktur in ihrem hierarchischen Aufbau sein. Gemäss der auf dem Sehen gründenden Lehre von Nestor (Tausin 2010a, 2006b) entfaltet sich der leuchtende Energie-

fluss des Bewusstseins aus einer einzigen Kugel, teilt sich zunächst in die Dualität auf, fliesst durch eine überschaubare Anordnung weniger Kugeln, dann durch ein ganzes Netz – nämlich die Leuchtstruktur Mouches volantes –, das aus Kugeln oder „Tropfen" besteht, am deutlichsten am Himmel erscheint und in intensiven Bewusstseinszuständen hell aufleuchtet. Manche Verse des Rigveda scheinen sehr konkret darauf Bezug zu nehmen, z.B.:

> „Am Himmel ist des heissen [Trankes] Netz gespannt,
> und seine lichten Fäden haben sich vertheilt;
> Die schnellen [Tropfen] helfen seinem Läuterer
> und steigen auf des Himmels Rücken mit Bedacht" (RV IX, 83, 2).

Das Soma-Ritual umfasst somit alle wichtigen Aspekte der Leuchtstruktur, die gemeinsam oder vereinzelt auch in der weiteren vedischen Literatur vorkommen: Kreis- oder Kugel-Strukturen und Faden- oder Röhren-Strukturen, die mit dem Himmel und mit Licht, aber auch mit mythischen Schöpfungs- und Ordnungsprozessen assoziiert sind. Einige dieser vedischen Strukturen sollen im Weiteren beschrieben und mit der Leuchtstruktur bzw. der Lehre der Seher verglichen werden.

4
Kreis- und Kugel-Strukturen in den Veden

Götter als Lichter und „Stützen"

Als Träger des Lichts gelten in den Veden vorwiegend der Himmel und die Götter. Die vedischen Gottheiten Agni, Indra, Rudra etc. und Gruppen von Gottheiten wie die Adityas oder die Maruts werden als Persönlichkeiten beschrieben, doch weisen ihre Zuständigkeiten, Attribute und Namen oft auf Licht und Glanz hin. Wichtige vedische Götter wie Indra als Gott des Himmels, Varuna und Mitra als Götter des Nachthimmels bzw. des Tageslichts, Agni als Feuergott, Surya als Sonnengott oder die Maruts als mit Blitzen, Glanz und Funken assoziierte Sturmgötter sind über ihre Zuständigkeiten mit dem Himmel und mit Licht assoziiert. Licht und Glanz lassen sich teilweise auch in den Sanskrit-Bezeichnungen finden: Der Begriff für Gott (skr. *deva*) beispielsweise geht auf die Wurzel div („leuchten", „glänzen") zurück. Und in der Hymne RV II, 34 werden die Maruts nicht nur mit den Begriffen „leuchtend", „Strahlen", „Flammen", „glänzend", und „goldgeschmückt" beschrieben, sondern im Namen selbst könnte auch ein Hinweis auf die Form dieser Lichter stecken: Er geht vermutlich auf den Sanskrit-Begriff *marici* zurück, der u.a. fliegende leuchtende oder funkelnde Partikel am Himmel bezeichnet (Monier-Williams 1988).

Vedische Gottheiten lassen sich also häufig als Lichter am Himmel begreifen, die jedoch üblicherweise verhüllt sind. Dies stimmt im Grundsatz mit vielen entoptischen Erscheinungen überein, die nur in intensiven Bewusstseinszuständen gesehen bzw. in ihrer Bedeutung vollumfänglich erfasst werden können. Die Kreis- oder Kugelform wird im Rigveda nicht speziell als Attribut von Gott-

heiten erwähnt, schwingt aber zumindest in denjenigen Fällen mit,
wo die Sonne (oder andere Himmelskörper) als eigene Gottheit
oder als Charakteristik von anderen Göttern angesprochen ist.

Die Sonne

Wie in vielen antiken Kulturen ist die Sonne (skr. *surya*) Gegenstand der Verehrung, sowohl in ihrer irdischen wie auch himm-
lisch-göttlichen Form. Wie im alten Ägypten und Mesopotamien
(vgl. Tausin 2011a, 2011b) besteht auch in Indien die Möglichkeit, dass die mit überirdischen Sphären assoziierte Sonne als Metapher für die Wahrnehmung von leuchtenden Mouches-volantes-
Kugeln gebraucht wird. Aufschluss geben jene Stellen, die eine
Kern-Umkreis-Struktur enthüllen, z.B. wenn die Sonne als Auge
beschrieben wird, als Auge des Himmels oder als Auge anderer
Götter. Auch ist zuweilen vom Rad der Sonne oder Sonnenrad die
Rede, welches von Indra bewegt wird (RV I 174,5; IV, 17,14),
und manchmal erscheint die Sonne selbst als Rad (RV I, 175, 14;
IV, 30, 4).

Weitere Hinweise auf die Sonne als leuchtende konzentrische Kugel gibt es in den Upanishaden. Hier wird z.B. festgestellt, dass
die Sonne sowohl Anteile des Lichts wie auch der Dunkelheit enthält (Chandogya-Up I, 6). Das Dunkle wird von Paul Deussen
(2003) als das Nachbild interpretiert, das beim Blick in die Sonne
erscheint. Das Bild könnte jedoch auch von einer MV-Kugel mit
dunklem Umkreis und hellem Kern bzw. hellem Umkreis und
dunklem Kern herrühren. In der Brihadaranyaka-Upanishad ist
vom Purusha in der [Sonnen]scheibe (skr. *mandala*) die Rede
(Brihad-Up I, 3, 1-6). Purusha, allgemein der Begriff für Mensch
oder Mann, ist hier der verkörperte Atman, also das Selbst. Das
Wort Purusha stammt von der Wurzel *pr*, die „auffüllen“, „erfül-
len“ oder „ergänzen“ bedeutet. Es könnte also damit eine weitere
runde Scheibe in einer bereits runden Scheibe gemeint sein, die
personifiziert und vermenschlicht beschrieben wird. In derselben
Upanishad wird beschrieben, dass diese Sonne dann „rein“ gese-

hen wird – d.h. ohne Blendung durch ihre Strahlen – wenn man „im Begriffe steht, auszuziehen", was beim Tod, Einschlafen oder in mystischen Zuständen geschieht (Brihad-Up III, 5, 5, 2; vgl. III, 5, 15).

Vimanas und deren Räder

Die Götter bewegen sich in Fahrzeugen (skr. *vimana*) durch den Himmel. Vimanas werden von Vertretern der grenzwissenschaftlichen Prä-Astronautik als Hinweise auf antike indische Raumfahrttechnologie oder ausserirdische UFOs gedeutet. Der Sanskrit-Begriff bedeutet wörtlich „ausmessen", Im Rigveda wird er oft im Sinne von „ausdehnen", „durchdringen" für die Beschreibung von Gottheiten gebraucht, denn diese dehnen sich im Himmel oder Luftraum aus (z.B. RV VII, 87, 6). Auch von Soma wird gesagt, dass er „hell durch die Luft strömt" (RV IX, 62, 14). Der Verweis auf die Ausdehnung könnte auf eine Makropsie-Wahrnehmung in intensiveren Bewusstseinszuständen hinweisen – Lichterscheinungen, die plötzlich vergrössert gesehen werden (vgl. Tausin 2006c).

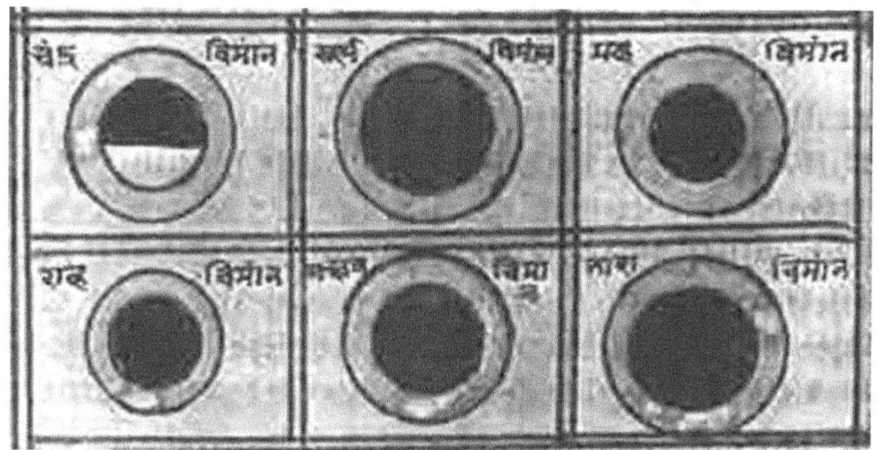

Die Fahrzeuge der Lichtgötter bzw. Planeten gemäss einer Jaina-Schrift. Von links oben nach rechts unten: „Mond-Fahrzeug", „Sonnen-Fahrzeug", „Planeten-Fahrzeug", „Rahu-Fahrzeug", „Konstellationen-Fahrzeug" und „Sternen-Fahrzeug". Rajasthan, 18. Jahrhundert, Gouache auf Papier. Quelle: Caillat/Kumar 1981.

Wenn man Vimana-Beschreibungen näher betrachtet, fällt auf, dass speziell von Rädern die Rede ist (z.B. RV II, 40, 3; VI, 62, 10 etc.), teilweise auch von einer ungewöhnlichen Vielzahl an Rädern (RV I, 47, 2; II, 18, 4; II, 40, 3). Zuweilen scheint es, als stünden diese Räder in einem losen Verhältnis zum Wagen, oder als werden sie mit dem Wagen gleichgesetzt: Im Samaveda heisst es:

> „Sein Rad ist eingesetzt in die Wolken und wahret ihm wahrhaftig diesen Honig" (SV I, 4, 1, 4, 9).

Vimana könnte daher für die Vision eines unterschiedlich ausgedehnten lichtvollen Rades oder Räder stehen, interpretiert als göttliches Gefährt. Das Bild des Rades, in dessen Nabe die Speichen und Achse zusammenlaufen, wird in den Upanishaden immer wieder als Metapher genannt für den Atman und dessen Verhältnis zur erschaffenen Welt. Dieses bedeutsame Rad erinnert an das Kern-Umkreis-Prinzip der Leuchtstruktur Mouches volantes.

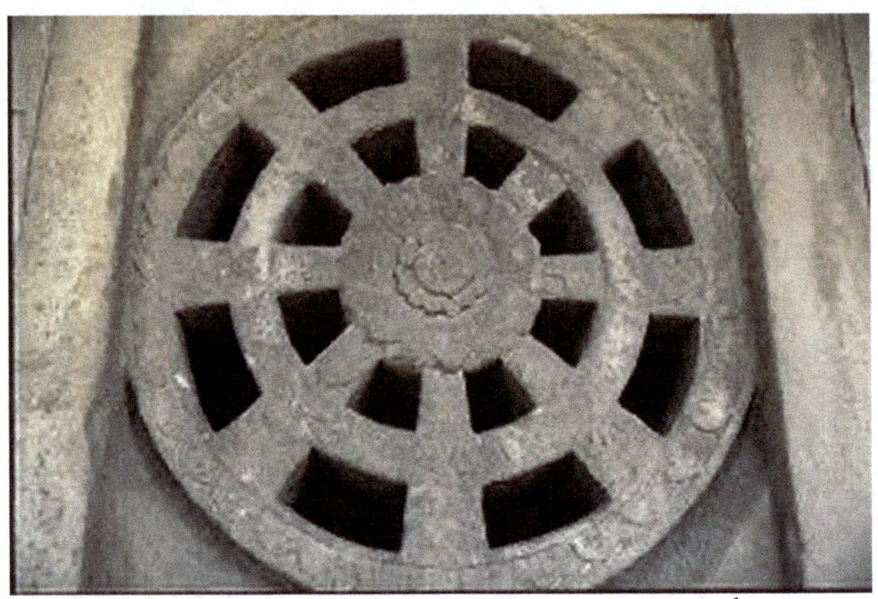

Die Nabe im Rad: Brahman/Atman-Diagramm. Quelle: Link[3].

Das Universum als Kugel, die Erde als konzentrische Kreisfläche

In der kosmografischen Vorstellung der Upanishaden erscheint das Universum als *anda*, was für gewöhnlich als „Ei" übersetzt und dargestellt wird. *Anda* bedeutet jedoch auch der Same oder der Hode, d.h. es erscheint auch in Kugelform. Die obere Hülle des Universum-*anda* bildet den Himmel, die untere die Erde. Von oben betrachtet erscheint die untere Hülle wie eine Sphäre mit mehreren konzentrischen Ringen: der äusserste Kreis bildet das Meer, darin ist die Erde, und in der Erde befindet sich die den damaligen Indern bekannte Welt. Interessant ist zudem die Vorstellung einer Ritze in der Hülle dort, wo Himmel und Erde einander berühren. Der Weise gelangt aus dem *anda* hinaus, d.h. er ist fähig, es von aussen zu betrachten und frei zu werden (Brihad-Up II, 3, 3; vgl. Chand-Up III, 19).

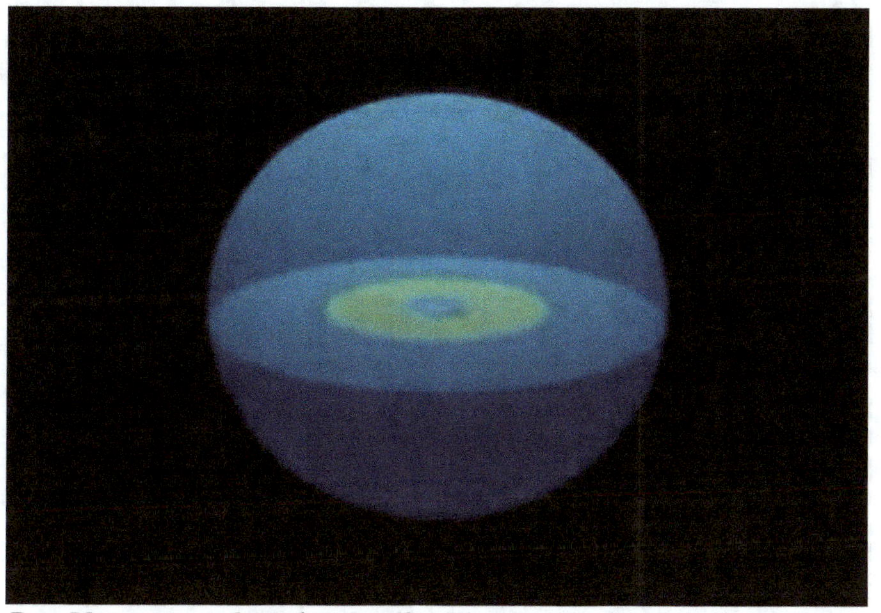

Das Universum als anda. *Quelle: Thompson n/a.*

Dieses Bild wird ergänzt durch Brihad-Upanishad II, 3, 6, wo die
Wasserwelt von neun weiteren Welten umgeben ist: Wind-, Luft-,
Gandharva-, Sonne-, Mond-, Sterne-, Götter-, Indra-, Prajapati-,
und schliesslich die Brahmawelt.

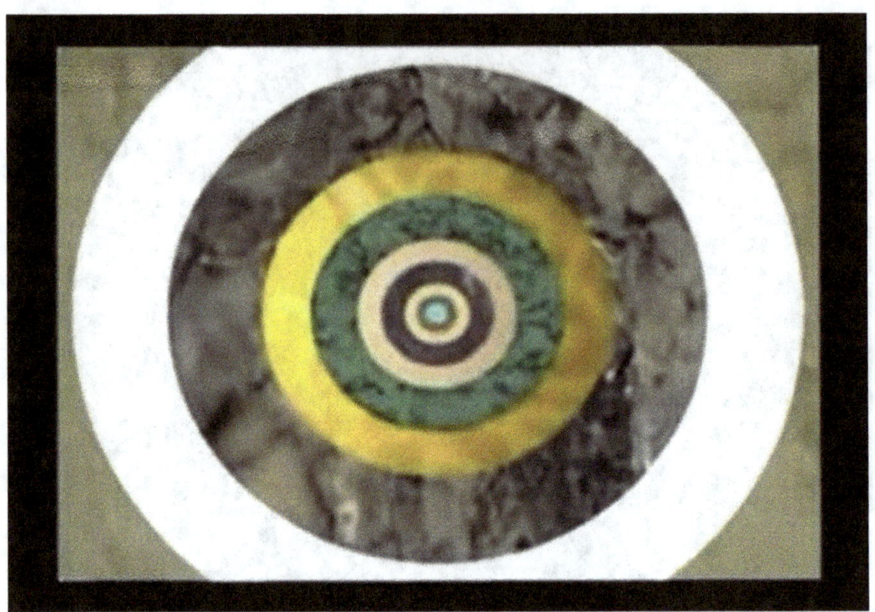

Die Wasserwelt (der blaue Punkt in der Mitte) umgeben von mehreren kreisförmigen Welten. Quelle: Thompson n/a.

Brahman und Atman als Kreis- und Kugelformen

Die Upanishaden spekulieren über die essentielle Natur des Universums (skr. *brahman*) wie auch des menschlichen Selbst (skr. *atman*), wobei Brahman und Atman miteinander gleichgesetzt werden. Manche Metaphern, wie diejenigen des Kerns oder Korns, geben Aufschluss auf ihre Form. In der Chandogya-Upanishad heisst es über den Atman:

> „Geist ist sein Stoff, Leben sein Leib, Licht seine Gestalt; …
> Dieser ist meine Seele [skr. *atman*] im innern Herzen, kleiner als ein Reiskorn oder Gerstenkorn oder Senfkorn oder Hirsekorn oder eines Hirsekornes Kern;
> Dieser ist meine Seele [skr. *atman*] im innern Herzen, grösser als die Erde, grösser als der Luftraum, grösser als der Himmel, grösser als diese Welten" (Chand-Up III, 14, 2-3).

Hier findet sich ein Hinweis auf die unterschiedliche Ausdehnung bzw. Grösse des Atman, was möglicherweise auf die Makropsie bzw. den „Zoom-Effekt" in veränderten Bewusstseinszuständen hindeutet (Tausin 2006b). Die zahlreichen abstrakten Aufzählungen von Erzeugnissen aus dem Einen (Atman oder Brahman), die sich in Schichten um das Eine lagern und es verhüllen, ergeben ebenfalls das Bild einer Kugel oder eines mehrringigen Kreises, wobei Atman/Brahman der Kern sind (z.B. Kaushitaki-Up 2, Taittiriya-Up II, 1-5 u.a.).

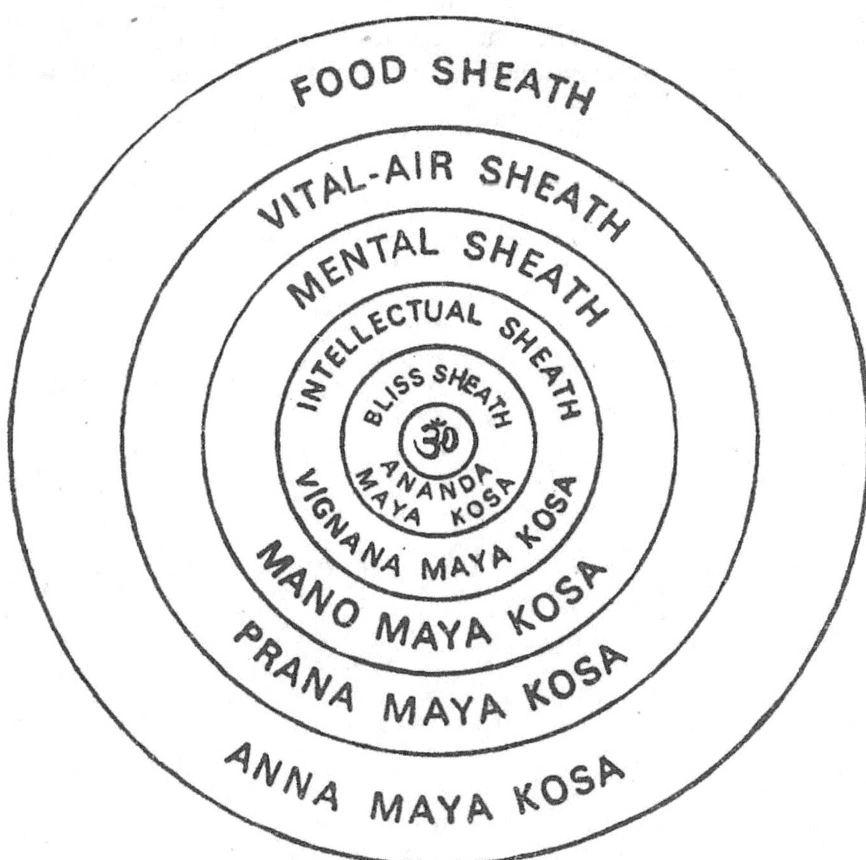

Die körperlichen, nach aussen immer grobstofflicher werdenden Hüllen um Atman (in nachvedischer, vedantischer Literatur „kosha" genannt). Quelle: Link[4].

Ein anderes Bild ergibt sich in der Brihadaranyaka-Upanishad des weissen Yajurveda, wo die Schöpfungen des Atman u.a. als leuchtende Kugelgestalten aufgefasst werden können: Aus Atman, so heisst es, entstehen der Verstand (skr. *manas*), die Rede (skr. *vac*) und der Lebenshauch (skr. *prana*). Alle haben Lichtgestalten (skr. *jyotirupam*) (Brihad-Up I, 1, 5), wobei das Licht (skr. *jyotis*) das himmlische Licht bzw. die leuchtenden Himmelskörper, v.a. Sonne und Mond, bezeichnet. Auch der Atman selbst ist das Licht (skr. *jyotis*) des Menschen (Brihad-Up II, 4, 3). Ähnliches gilt für Brahman, das zuweilen mit der Sonne gleichgesetzt wird – wobei die „Sonne" als essentielle Natur des universellen Samens Anda (Chand-Up III, 19) oder auch als Träger des o.g. Purusha (Brihad-Up I, 3, 1-6) verstanden wird.

5
Faden- und Röhren-Strukturen in den Veden

Säulen und Pfosten

Bereits in der Steinzeit stellten Menschen Baumstämme, Pfosten, Pfähle oder Menhire auf, um kosmische und mythische Vorstellungen und Prozesse darzustellen. So konnte eine bestimmte Gottheit, die göttliche Potenz generell, oder auch der Mittelpunkt des Universums durch eine Säule symbolisiert werden. Oft wurden die Säulen mit Kreisstrukturen oder runden Gefässen wie Scheiben oder Becken kombiniert. Dies lässt sich als ein Symbol für die Vereinigung von männlicher und weiblicher Potenz verstehen, im weiteren Sinn auch als Repräsentation von irdischer und kosmischer Fruchtbarkeit oder entsprechenden Schöpfungsvorgängen (Mahlstedt 2010; Biedermann 1999). In den Säulen, Stelen und Obelisken der ersten Hochkulturen setzte sich diese Tradition fort. In den Veden ist die Rede von zugehauenen Baumstämmen (skr. *svaruh* oder *sthuna*), die anlässlich des brahmanischen Opfers aufgestellt werden. Sie sollen die kosmische Ordnung aufrechterhalten (z.B. RV III, 8, 6-10; V, 44, 5). Die Opfersäule wird auch „Waldesherr" genannt und ist Gegenstand einer eigenen Anrufung in RV III, 8. Hier heisst es in Vers 9:

> „Wie Gänsescharen, die in Reihen fliegen,
> so kamen unsre Säulen lichtumkleidet,
> Emporgerichtet vorne von den Priestern, als Götter gehen sie zu der
> Götter Wohnsitz."

Hier, wie auch an anderen Stellen im Rigveda (z.B. RV V, 62, 6-8) und in den Brahmanas werden diese Säulen mit den Göttern bzw. dem Götterreich, dem Himmel und dem Licht assoziiert. Sie könnten ein ursprünglich schamanisches Symbol für die Weltachse oder den Weltenbaum sein (Eliade 1957). Es ist möglich, dass die „lichtumkleideten" himmlischen Säulen auch als Metapher für fädenartige entoptische Strukturen wie die Fäden der Leuchtstruktur gebraucht wurden (vgl. Tausin 2011a). Dazu würde der Sanskrit-Begriff *yupa* passen, der im Rigveda die Opferposten bezeichnet: Yupa geht auf die Wurzel *yup* zurück und bedeutet „verhüllen" oder „sich im Hintergrund" halten. Wie im Fall der Götter (siehe oben) können die Yupas als längliche Lichter am Himmel begriffen werden, die aber üblicherweise verhüllt sind. Nur in speziellen, rituellen – und insbesondere bewusstseinsintensiven – Situationen erscheinen sie dem Blick der Ritualteilnehmenden.

Das Wurzelgeflecht des Weltenbaums

In engem Zusammenhang mit dem Opferpfosten steht der Baum. Als kosmischer Baum handelt es sich ebenfalls um ein schamanisches Symbol. Im rigvedischen Bild des umgekehrten Baumes ragt das Wurzelgeflecht in den Himmel und wird mit Lichtstrahlen assoziiert:

> „Der heil'ge König Varuna hält aufrecht,
> des Baumes Schopf im bodenlosen Raume;
> Es steigen nieder, ihre Wurzel aufwärts,
> die Strahlen; mögen sie in uns sich senken" (RV 1, 24,7).

Oft wird dieser Baum als Pappelfeige (*ficus religiosa* bzw. Bodhibaum) gedeutet, dessen Wurzeln im Himmel sind, und der in der späteren Katha-Upanishad die göttliche Essenz bzw. das unpersönliche Brahman symbolisiert. Der Baum mit den strahlenden Wurzeln im Himmel passt auf die Wahrnehmung der Leuchtstruktur insofern, als auch diese als himmlisch-leuchtendes Geflecht aus Fäden gesehen werden kann. Infolge der Bewusstseinsintensivierung reduziert sich dieses Geflecht – nach der Lehre der Seher (Tausin 2010a, 2006b) – auf immer weniger Kugeln und mündet schliesslich in eine einzige Kugel. Mythisch gesprochen ist der

„Weg in der Leuchtstruktur" ein Weg von den Wurzeln in den Stamm des kosmischen Baums.

Gewebe und Netze

Das Opfer oder die Opfergesänge der Priester, aber auch das Werk der Götter, werden z.T. mit dem Aufziehen eines Gewebes verglichen. Das folgende Beispiel betrifft Soma, der im Himmel ein Gewebe erzeugt, vermutlich das „Läuterungsnetz" (Grassmann 2003; siehe oben):

> „Vorschreitend haben sie [die Somatropfen] erreicht
> des Himmels und der Erde Höhn
> Und diesen höchsten Raum der Luft.
> Den höchsten Faden webend jetzt
> erreichten sie die Wolkenhöhn
> Und diesen höchsten Himmelsraum.
> Du, Soma, hast vor Geizigen
> das rinderreiche Gut bewahrt,
> Und das Gewebe rauscht durch dich" (RV IX, 22, 5-7).

So wie bei der Beschreibung des Soma (siehe oben) das Gewebe mit Tropfen einhergeht, gehen in anderen Beschreibungen Bänder oder Netze mit Knoten einher. Mit Knoten bzw. Netzen binden und besiegen Indra und Varuna ihre Feinde, und der Totengott Yama fängt damit die Seelen von Verstorbenen. Mircea Eliade (1957) versteht diese Handlungen als das schamanische Element des Bindens. Der Kriegszauber im achten Buch des Atharvaveda beispielsweise besagt:

> „Der Luftraum ward ein Zaubernetz, Netzstangen die Weltgegenden;
> Damit umstrickend hat Indra der Feinde Heer hinweggerafft.
> Gross ist des grossen Indra Netz, des gewaltigen, kämpfenden;
> Mit diesem strecke du hier alle Feinde,
> Damit von ihnen einer nicht entkomme!" (AV 8, 8).

Die Metapher von „Indras Netz" hat in anderen Kulturen und bis
in die Gegenwart weitergewirkt. Chinesische Huayen-Buddhisten
verwendeten sie im 8. und 9. Jh. um die Erleuchtungsvision des
Buddha auszudrücken. Und diese Beschreibungen inspirierten
wiederum moderne westliche Denker dazu, die Universalität der
Holografie und ihrer Beziehung zu weltlichen Netzwerken und
zur Spiritualität zu reflektieren (vgl. Tausin 2008).

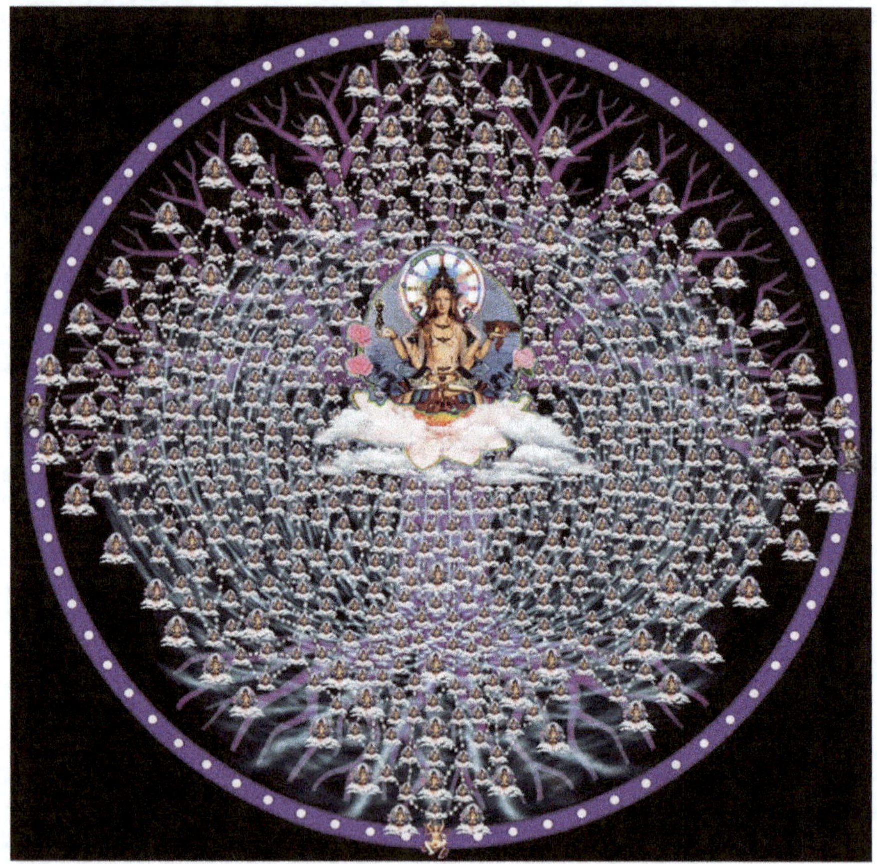

Moderne Darstellung des kosmischen Netzes nach indischer Art. Quelle: Link[5].

Mystische, mit Licht und Himmel assoziierte Netze und Gewebe
können auf wahrgenommene entoptische Erscheinungen hinwei-

sen. Fäden und Tropfen bzw. Bänder und Knoten erinnern an die
Fäden der Leuchtstruktur. In der indischen Tradition haben diese
Netze und Gewebe zudem die Funktion des Verhüllens bzw. der
Erzeugung von weltlicher Illusion. Wer das Netz als solches
erkennen kann, wird frei von dieser Illusion. Ähnliches machen
die Seher für die Leuchtstruktur geltend: In einem mehrstufigen
Prozess erzeuge die Leuchtstruktur an ihren Rändern die uns bekannte Welt. Je nach Bewusstsein werde diese Welt vordergrün-
dig, so dass die Leuchtstruktur nicht mehr gesehen werden kann.
Die Intensivierung des Bewusstseins kehrt den Prozess um und
lässt die Leuchtstruktur im Bild wieder aufleuchten (Tausin
2010a, 2006b).

Nadis: Adern und Kanäle

In der Chandogya-Upanishad VIII, 6 steht, dass die Sonne mit
dem Herzen verbunden ist, und zwar über Strahlen, die als feinstoffliche „Adern" oder Kanäle (skr. *nadi*) bezeichnet werden.
Wenn jemand stirbt bzw. aus dem Leib geht, „dann fährt er eben
auf jenen [Sonnen]strahlen empor; dann steigt er … mit dem Gedanken an Om in die Höhe und gelangt, rasch wie man den Geist
darauf richtet, zur Sonne hin". Es folgt ein Vers, der Hundert und
eine dieser Nadis aufzählt. Eine Nadi führt zum Kopf, dies sei der
Ausgang zur Unsterblichkeit (Chand-Up VIII, 6,5-6). Der Brihadaranyaka-Upanishad (I, 2, 19) zufolge, wo u.a. über die drei Zustände des Wachens, Träumens und Tiefschlafes spekuliert wird,
gibt es 72'000 Nadis. Wer im Tiefschlaf ist, schlüpft in sie hinein
und ruht – für den Moment – im glückseligen Sein. Anstelle der
Sonne wird auch der individuelle Atman genannt: als Purusha im
rechten wie im linken Auge (siehe oben) ist er mit den Adern des
Herzens verbunden (Brihad-Up II, 4, 2, 3,1-3). In den Nadis, so
heisst es, fliesst *pravivikta*, „Nahrung", oder wortgetreuer „das
Klare und Reine, das durch Unterscheidungsfähigkeit zustande
kommt".

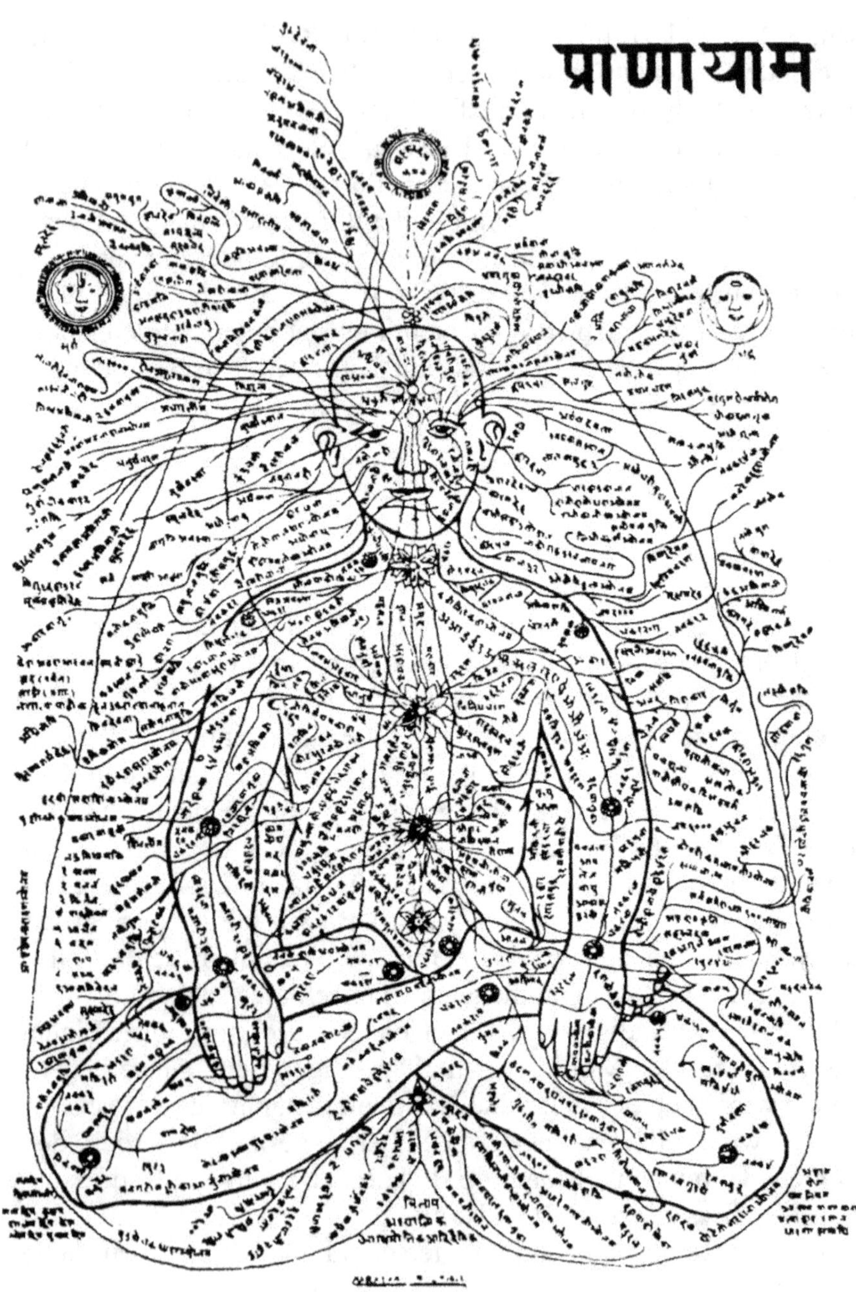

Die Nadis im menschlichen Körper. Quelle: Link[6].

In der Chandogya-Upanishad wird ein ähnliches, mystisches Bild beschrieben: Die Sonne ist der „Honig der Götter". Als solcher ist sie das Zentrum einer mit Lichtelementen (skr. *marici*) versehenen, wabenförmigen Struktur im Luftraum. Ihre Strahlen sind die röhrenförmigen Honigzellen dieser Waben, durch die der Unsterblichkeits-Nektar Amrita (skr. *amrita*, wörtl. „nicht-tot") in der Mitte zusammenfliesst. Dabei sind der Nektar und die Sonne Objekte des Sehens, die Sonne gilt darüber hinaus als Eintrittstor zur Himmelswelt für die Götter und Weisen (skr. *sadhya*). Da heisst es:

„Was nun jener fünfte Nektar ist, von dem leben die Sâdhya's durch Brahman als Mund; denn die Götter essen nicht und trinken nicht, sondern indem sie jenen Nektar schauen, werden sie satt.
Dieselben tauchen in jenes [in der Mitte wallende] Aussehen der Sonne ein und treten aus ihm wieder hervor.
Wer nun diesen Nektar also weiss, der wird zu einem der Sâdhya's, und durch Brahman als Mund sättigt er sich an jenem Nektar, indem er ihn schaut. Auch er taucht in jenes Aussehen der Sonne ein und geht aus ihm wieder hervor" (Chand-Up III, 10, 1-3; vgl. III, 19 und VIII, 6, 4).

Diese zwei genannten Röhrenstrukturen – das Geflecht der Nadis und die Honigzellen – werden zwar in konkreten körperlichen und weltlichen Formen beschrieben und sind Gegenstand vielfältiger Identifikationen. Doch sie haben auch eine abstrakte Dimension. Diese kann auf die Vision entoptischer Erscheinungen hindeuten. Denn Formkonstanten, aber auch Leuchtstruktur Mouches volantes zeigen ähnliche Muster: Es sind Geflechte leuchtender Röhren, durch welche Energie („Nektar", „Reines") fliesst. Nach der Lehre der Seher (Tausin 2010a, 2006b) lässt sich in intensiven Bewusstseinszuständen die Röhre erkennen, die zu unserem Kopf bzw. dem „dritten Auge" führt, sowie die leuchtende Kugel (Sonne) als Durchgang oder als Quelle, in die unser Bewusstsein beim Sterben und Einschlafen eingeht.

6
Fazit: Die Leuchtstruktur in den Veden

Um 500 v. Chr. haben die Veden bereits eine über tausendjährige
Entwicklungszeit hinter sich. Durch sie haben wir Einblick in die
Anfänge der faszinierenden indischen Kultur sowie des Yoga. Der
grosse Umfang der Veden macht es unmöglich, allgemeine Aussagen über die vedische Religion zu machen. In diesem Teil des Buches lag der Fokus auf dem Rigveda und auf den frühen Upanishaden. An vielen Stellen dieser Texte lassen sich jene Strukturen
herauslesen, die für Leuchtstruktur Mouches volantes charakterist-
isch sind. Zu dieser strukturellen Ähnlichkeit kommt diejenige des
Bewusstseinszustandes: Die Veden beinhalten Praktiken und
Symbole, die vermutlich schamanischen Ursprungs sind. Ihre Inhalte könnten also durch bewusstseinsintensive Erfahrungen und
damit durch das Sehen entoptischer Erscheiungen geprägt sein.
Die alten Rishis waren, so scheint es, nicht nur begnadete Dichter,
sondern auch energieintensive Seher – und damit auch die ersten
Yogis zu einer Zeit, als es noch keine ausformulierten yogischen
Denk- und Praxissysteme gab.

Literatur

Benfey, Theodor (2003): „Die Hymnen des Sâma-Veda. Herausgegeben, übersetzt und mit Glossar versehen von Theodor Benfey". *Asiatische Philosophie. Indien und China* (Digitale Bibliothek 94). Berlin: Directmedia Publishing GmbH [Originalausgabe: Leipzig: F.A. Brockhaus, 1848 [Nachdruck Hildesheim: Olms, 1968].

Biedermann, Klaus (1999): *Knaurs Lexikon der Symbole* (Digitale Bibliothek 16). Berlin: Directmedia [Originalausgabe: München: Knaur 1998]

Caillat, Collette; Kumar, Ravi (1981): *The Jain Cosmology.* Harmony Books

Clark, Matthew (2005): „Sadhus and Sadhvis". *Encyclopedia of Religion*, hrsg. v. Mircea Eliade. Macmillan Reference: 8019-8022

Clothey, Fred W. (2006): *Religion in India. A Historical Introduction.* London/New York: Routledge

Clottes, Jean (2011): „The Rock Art of Central India". *Bradshawfoundation.com.* bradshawfoundation.com/india/central_india/index.php (1.10.19)

Deussen, Paul (2003): „Sechzig Upanishads des Veda. Aus dem Sanskrit übersetzt und mit Einleitungen und Anmerkungen versehen von Paul Deussen". *Asiatische Philosophie. Indien und China* (Digitale Bibliothek 94). Berlin: Directmedia Publishing GmbH [Originalausgabe: Darmstadt: Wissenschaftliche Buchgesellschaft, 1963 [Nachdruck der 3. Aufl. Leipzig: F.A. Brockhaus 1921].

Dowson, John (1998): *A Classical Dictionary of Hindu Mythology and Religion. Geography, History and Literature.* New Delhi: D.K. Printworld

Eliade, Mircea (1957): *Schamanismus und archaische Ekstasetechnik.* Zürich: Rascher & Cie

Fairservis, Walter A. (1973): *The Roots of Ancient India. The Archaeology of Early Indian Civilization.* London: George Allen & Unwin, LTD.

Grassmann, Hermann (2003): „Rig-Veda. Übersetzt und mit kritischen und erläuternden Anmerkungen versehen von Hermann Grassmann. In 2 Teilen". *Asiatische Philosophie. Indien und China* (Digitale Bibliothek 94). Berlin: Directmedia Publishing GmbH [Originalausgabe: Leipzig: F.A. Brockhaus, 1876–77 [Nachdruck 1990].

Grill, J (2003): „Hundert Lieder des Atharva-Veda. Übersetzt und mit Bemerkungen versehen von Professor Dr. J. Grill". *Asiatische Philosophie. Indien und China* (Digitale Bibliothek 94). Berlin: Directmedia Publishing GmbH [Originalausgabe: Tübingen: Heinrich Laupp, 1879 [in: Schulschriften a. d. Kgr. Würtemberg. Nachtrag 1869–80].

Grimes, John; Mittal, Sushil; Thursby, Gene (2006): „Hindu Dharma". *Religions of South Asia. An Introduction*, hrsg. v. Sushil Mittal und Gene Thursby. London/NewYork: Routledge: 15-86

Harvey, Graham; Wallis, Robert J. (2007): *Historical Dictionary of Shamanism* (Historical dictionaries of Religions, Philosophies, and Movements, 77). Lanha u.a.: The Scarecrow Press, Inc.

Higham, Charles F. (2004): *Encyclopedia of Ancient Asian Civilizations*. Facts On File, Inc.

Hopkins, Thomas J.; Hiltebeitel, Alf (2005): „Indus Valley Religion". Encyclopedia of Religion, hrsg. v. Mircea Eliade. Macmillan Reference: 4468-4475

Kenoyer, Jonathan Mark (2008): „Indus Civilization". *Encyclopedia of Archaeology* (3 Bde), hrsg. v. Deborah M. Pearsall. Academic Press: 715-733

Kenoyer, Jonathan Mark (2000): „Early Developments of Art, Symbol and Technology in the Indus Valley Tradition". *Indo-Koko-Kenkyu, Indian Araeological Studies* 22. harappa.com/indus3/print.html (15.2.12)

Kent, Eliza F. (2004): „Hinduism and Ecstatic Indian Religions". Shamanism – *An Encyclopedia of World Beliefs, Practices, and Culture*, hrsg. v. Mariko Namba Walter und Eva Jane Neumann Fridman. Santa Barbara u.a.: ABC Clio: 750-755

Knipe, David M. (2005): „Tapas". *Encyclopedia of Religion*, hrsg. v. Mircea Eliade. Macmillan Reference: 8997-8999

Lewis-Williams, J. D.; Dowson, T. A. (1988): „The Signs of All Times: Entoptic Phenomena in Upper Paleolithic Art". *Current Anthropology* 29, Nr. 2: 201-245

Mahlstedt, Ina (2010): *Rätselhafte Religionen der Vorzeit*. Theiss

Michaels, Axel (1998). Der Hinduismus. Geschichte und Gegenwart. München: C.H. Beck

Monier-Williams, Monier Faithfull (1988): *Sanskrit-English dictionary: etymologically and philologically arranged with special reference to cognate Indo-European languages* (1. Aufl. 1899). Oxford: Clarendon Press

Rätsch, Christian (1998): *Enzyklopädie der psychoaktiven Pflanzen.* AT Verlag

Ray, Niharranjan u.a. (2000): *A Sourcebook of Indian Civilization.* Kolkata: Orient Longman Private Ltd.

Sharif, M.; Thapar, B. K. (1996): „Food-producing Communities in Pakistan and Northern India". *History of Civilizations of Central Asia* 1. Paris: UNESCO Publishing: 127-152.

Snodgrass, Jeffrey G. (2004): „Spirit Possession in Rajasthan (India)". Shamanism – *An Encyclopedia of World Beliefs, Practices, and Culture*, hrsg. v. Mariko Namba Walter und Eva Jane Neumann Fridman. Santa Barbara u.a.: ABC Clio: 784-789

Stutley, Margaret (2003): *Shamanism. An Introduction.* London/New York: Routledge

Tausin, Floco (2012a): „Mouches volantes-Strukturen in der Industal-Kultur". *Ganzheitlich Sehen* 1. mouches-volantes.com/news/news(1-12).htm#1 (28.8.19)

Tausin, Floco (2012b): *Mouches volantes (MV) und andere subjektive visuelle Phänomene.* mouches-volantes.com/home/visuelle-subjektive-phaenomene.htm (28.8.19)

Tausin, Floco (2011a): „Schamasch, Ischtar und Igigi. Mouches-volantes-Strukturen im antiken Mesopotamien". *Virtuelles Magazin* 60. archiv.vm2000.net/60/FlocoTausin/Schamasch-Ischtar-und-Igigi.html (28.8.19)

Tausin, Floco (2011b): „Im Auge des Re. Mouches volantes Strukturen in der Symbolik des antiken Ägyptens". *Virtuelles Magazin 2000* 58. archiv.vm2000.net/58/FlocoTausinImAugedesRe.pdf#_blank (23.9.19)

Tausin, Floco (2011c): „Das Prickeln des Yogi. Die Bedeutung der Gänsehaut in der indischen Tradition". *Yoga und Ganzheitliche Gesundheit 63*

Tausin, Floco (2010a): *Mouches Volantes. Die Leuchtstruktur des Bewusstseins*. Bern: Leuchtstruktur Verlag

Tausin, Floco (2010b): „Lichter in der Anderswelt. Mouches volantes in der darstellenden Kunst moderner Schamanen". *Ganzheitlich Sehen* 2/10. mouches-volantes.com/artikel-archiv/floco_tausin__lichter_in_der_anderswelt.pdf (28.8.19)

Tausin, Floco (2008): „Wenn Indra Mouches volantes sieht. Die Gemeinsamkeiten von ‚Indras Netz' und Mouches volantes". *Ganzheitlich Sehen* 2/08. mouches-volantes.com/news/newsjuni2008.htm#1 (11.9.19)

Tausin, Floco (2006a): „Mouches volantes und Trance. Ein universelles Phänomen bei erweiterten Bewusstseinszuständen früher und heute". *Jenseits des Irdischen 3*

Tausin, Floco (2006b): „Mouches volantes. Bewegliche Kugeln und Fäden aus der Sicht eines Sehers". *Q'Phase. Realität ... Anders!* 4

Tausin, Floco (2006c): „Übrigens ... Mouches volantes als Fahrzeuge der Lichtgottheiten im Jainismus?" *Ganzheitlich Sehen* (November). mouches-volantes.com/news/newsnovember2006.php (2.10.19)

Thompson, Richard (n/a): „Vedic Cosmology (Mysteries of the Sacred Universe)". *Youtube.com.* youtube.com/watch?v=0yzH2n7MLM8 (23.5.12)

Thurston, Linda (1991): *Entoptic Imagery in People and Their Art* (Masterarbeit). WebEdition 1997 auf: home.comcast.net/~markk2000/thurston/thesis.html (2011)

Von Petzinger, Genevieve (2011): „Geometric Signs. A new understanding". *Bradshawfoundation.com.* bradshawfoundation.com/geometric_signs/geometric_signs.php (13.2.12)

Wasson, R. Gordon (1971): *Soma: Divine Mushroom of Immortality*. New York: Harcourt

Walsh, Judith E. (2006): *A Brief History of India*. New York: Facts on File

Wheeler, Mortimer (1953): *The Indus Civilization* (The Cambridge History of India). Cambridge: University Press

Witzel, Michael (2003): „Vedas and Upanishads". *The Blackwell Companion to Hinduism*, hrsg. v. Gavin Flood. Oxford: Blackwell Publishing: 68-101

Links

Link[1]: en.wikipedia.org/wiki/Indo-Aryan_migration (30.9.19)

Link[2]: adrishta.com/wp-content/uploads/2011/04/tumblr_liuc4rIPHk1qc4xdeo1_500.jpg (2012)

Link[3]: reflow.scribd.com/6dyhxgmmrkojc1n/images/image-3.jpg (23.5.12)

Link[4]: advaita-academy.org/Data/Blog/images/2011%5C6%5Csheaths.jpg (23.5.12)

Link[5]: unhealedwound.com/wp-content/uploads/2012/04/jewel-tree-4-750x750.jpg (2.10.19)

Link[6]: kheper.net/topics/chakras/nadis.html (2.10.19).

Zweiter Teil

Visionen des Yoga

7
Entwicklung des Hinduismus und des Yoga

„Hinduismus" ist eine Sammelbezeichnung für Religionen, die auf dem indischen Subkontinent entstanden sind und die Autorität der Veden anerkennen (Michaels 1998; Flood 1996; Rothermund 1995; Banerjea 1983). Die Veden sind die heiligen Texte der Indo-Arier, ein halbnomadisches Reitervolk aus Zentralasien. Die Arier siedelten ab ca. 1800 v. Chr. im Nordwesten Indiens. Ihre Priester, die Brahmanen, führten Opferrituale gemäss den vedischen Texten durch. Im Verlauf des ersten Jahrtausends v. Chr. gerieten die vedischen Rituale und die Vorherrschaft der Brahmanen in Kritik. An die Stelle der Aufrechterhaltung der sozialen und rituellen Ordnung trat als neues Ideal die individuelle Befreiung (skr. *moksha*) aus dem Wiedergeburtenkreislauf (skr. *samsara*) und die Erkenntnis der Identität der eigenen Seele (skr. *atman*) mit der universellen Weltseele (skr. *brahman*). Die jüngsten vedischen Textschichten, die Upanishaden, sind ein Ausdruck dieser neuen esoterisch-asketischen Spiritualität. Sie zeugen von den Anfängen des Yoga.

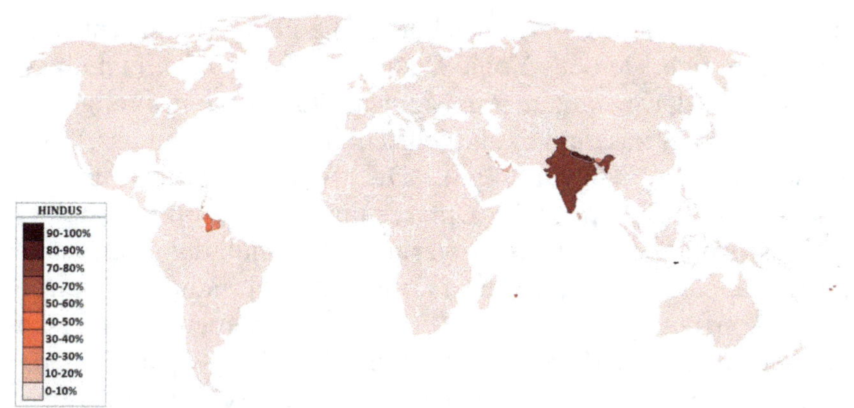

Ca. eine Milliarde Menschen bzw. 15% der Weltbevölkerung sind Hindus. Länder mit Hindu-Mehrheit sind Indien und Nepal, einen recht hohen Anteil an Hindus (10-30%) haben Mauritius, Fidschi, Guyana, Bhutan und Sri Lanka. Weltweite Verbreitung des Hinduismus. Quelle: Link[7].

Um 500 v. Chr. herrschten die Arier über nordindische Königreiche mit städtischen Zentren und Militär- und Verwaltungsapparaten. Dieses urbane Milieu war ein fruchtbarer Boden für die neue Spiritualität. Während sich einzelne Asketen stets in die Einsamkeit der Wälder und Berge zurückgezogen hatten, brachte die asketische Reformbewegung nun Mönchsorden hervor, die auf die Versorgung durch die städtische Gesellschaft angewiesen waren. Bekannte Beispiele sind die Buddhisten und die Jainas, die sich zu eigenständigen Religionen entwickelt haben.

Während das erste indische Grossreich der Maurya-Dynastie (4.-2. Jh. v.) unter Ashoka den Buddhismus förderte, konnten die Brahmanen ihre Macht während der Gupta-Herrschaft (4.-7. Jh. n.) erneut festigen und die vedische Religion restaurieren. Personale Hochgötter wie Shiva, Vishnu, Devi oder Ganesha kamen zum vedisch-brahmanischen Pantheon hinzu. Lokale Gottheiten wurden als deren Erscheinungsformen erklärt. Diese Gottheiten waren Gegenstand von ausgefeilten Verehrungsritualen (skr. *puja*) im eigenen Haus sowie in den typischen Hindu-Tempeln, die nun gebaut wurden. In dieser Zeit des klassischen Hinduismus entstanden mehrere Schriften des Yoga. Das Epos *Mahabharata* und insbesondere die darin enthaltene *Bhagavadgita* fassten das religiöse Wissen der Inder zusammen und lehrten diverse Formen des Yoga (Jnana-, Karma-, Bhakti-Yoga). Die Samkhya-Lehre über die Konstituenten (skr. *tattva*) des Universums wurde zur Philosophie des Yoga. Auf dieser Grundlage verfasste Patanjali das Yogasutra (dt. „Leitfaden des Yoga"). Neuere, meist nachchristliche Upanishaden konzentrieren sich auf spezielle Themen wie Askese (Samnyasa), Energie (Shakti) oder Yoga. Die Yoga-Upanishaden behandeln neben den kosmischen Konstituenten sowie der Natur von Brahman und Atman auch die Glieder des Yoga (meistens sechs) und die Lehre über feinstoffliche Energiezentren (skr. *cakra*) und Energiekanäle (skr. *nadi*).

Nach der Invasion der Hunnen im Norden und dem Zusammenbruch der Grossreiche von Gupta und Harsha kämpften regionale Dynastien um die Macht in Indien. In dieser Spätzeit des klassischen Hinduismus (7.-12. Jh.) wurden regionale religiöse Kulte und Lokalsprachen aufgewertet. Neben der populären shivaitischen und vishnuitischen Bhakti-Religiosität reifte auch die Tradition der Agamas (Tantras), Offenbarungsschriften, die auf Shiva, Vishnu oder Shakti ausgerichtet waren. Diese Texte enthalten u.a. Philosophien und Techniken für die yogische Energie- und Bewusstseinsarbeit. Sie setzen die Dynamik zwischen der ruhenden männlichen und der aktiven weiblichen Kraft an die Spitze des Kosmos und richten sich teilweise gegen den Veda als alleinige Autorität. Diese Texte waren die Grundlage für diverse shivaitische, vishnuitische und shaktische Sekten. Um einen spirituellen Lehrer (skr. *guru*) scharten sich Anhänger, die durch dessen Weihe (skr. *diksha*) und yogische Praktiken die Nähe zu oder Identität mit ihrer Gottheit zu realisieren versuchten. Ein Beispiel sind die shivaitischen Nath-Yogis, die auf den Lehrer Goraksha (oder Gorakhnath) (zw. 7.-11. Jh.) zurückgehen. Goraksha betonte im Gegensatz zu Patanjali nicht den meditativen, sondern den körperlich-energetischen Yoga und gilt damit als Begründer des Hatha Yoga. Der philosophisch hochentwickelte kaschmirische Shivaismus wiederum vereinigte den klassischen Yoga mit der ursprünglich wohl schamanischen ekstatisch-visionären Spiritualität des „Kremationsplatz-Asketismus" (Kapalikas, Kramas, Kaulas). Seine monistische Philosophie, die hinter jeder körperlich-sinnlichen Regung das höchste Bewusstseinslicht Shivas postuliert, liess eine Vielzahl von Befreiungswegen zu, von denen einige aus brahmanischer Sicht unrein waren.

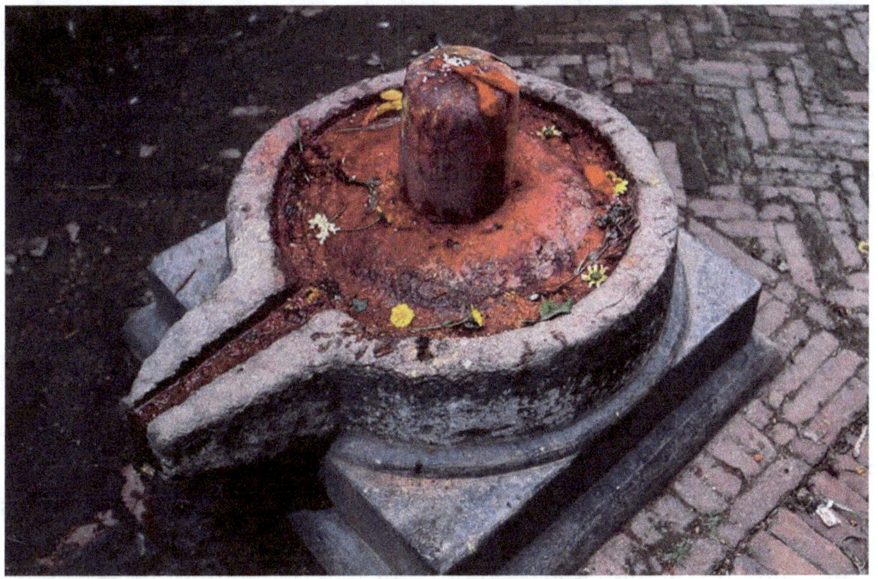

Der Lingam in der Yoni: Symbolische Vereinigung von Shiva und Shakti bzw. männlicher und weiblicher Energie. Quelle: Link[8].

Nach ihrer Invasion in Indien zu Beginn des 13. Jh. errichteten die Muslime ein Sultanat in Nordindien, das mehrere Militärfeudalstaaten zusammenfasste. Im Süden entstanden mehrere selbsternannte Sultanate, teils in Konkurrenz mit den Hindu-Königreichen Vijayanagar und Orissa. Erst im 16. Jh. konnten die muslimischen Fürstentümer die südlichen Hindu-Reiche erobern. Währenddessen formte sich im Norden eine neue muslimische Macht, das Mogul-Reich, das um 1700 fast ganz Indien beherrschte. Der Kontakt zwischen Muslimen und Hindus führte einerseits zu konservativen Reaktionen: Charismatische Hindu-Führer und Dichterheilige etwa verherrlichen in ihren Werken die vedisch-hinduistische Vergangenheit. Andererseits entstanden neue Strömungen oder sogar Religionen, die traditionelle indische Religionen und den Islam zu versöhnen versuchten, so der indische Sufismus oder die Sikh-Religion von Guru Nanak (1469-1539). In den Jahrhunderten der muslimischen Herrschaft über weite Teile Indiens entstanden auch die drei Grundlagentexte des klassischen Hatha Yoga, die *Hathayogapradipika* (14. Jh.), die *Gheranda Samhita* (17. Jh.) und die *Shiva Samhita* (17. Jh.).

Zwischen 1850 und 1950 war Indien durch die britische Herrschaft, die Industrialisierung und durch christliche Einflüsse geprägt. Im Zuge der Nationalisierung und Unabhängigkeitsbestrebungen übernahmen viele Inder die Vorstellung des „Hinduismus" als einheitliche Identität und Religion. Neohinduistische Reformbewegungen und Reformer wie Brahmo Samaj, Ramakrishna, Sri Aurobindo und Mahatma Gandhi versuchten den Hinduismus demokratisch und ohne priesterliche Dominanz zu definieren, oder aber von westlichen und islamischen Einflüssen zu reinigen. Nach der Unabhängigkeit Indiens 1947 traten vermehrt einzelne Gurus auf und teilten das Erbe des Hinduismus mit der zunehmend globalisierten Welt. Yogis wie Vivekananda, Sivananda, Krishnamacharya, Yogananda, Selvarajan Yesudian, B. K. S. Iyengar und viele andere brachten den Yoga in den Westen. Durch ihr Wirken ist Yoga in unzähligen Formen heute eine weltumspannende Bewegung mit Millionen von Praktizierenden. Die Schriften des Yoga bilden im Folgenden die Grundlage für die Suche nach Leuchtstruktur-ähnlichen Formen im Hinduismus.

8
Kosmos und Tattvas

Eine zentrale upanishadische Vorstellung des Kosmos, die in späteren Texten oft wiederholt wird, ist das Universum als Ei bzw. als Samen (skr. *anda*). Der Kosmos ist ein kugelförmiges Gebilde mit mehreren konzentrischen Sphären oder Welten. Gemäss dem *Manusmrti*, dem Gesetzbuch des Manu, wird das Ei in zwei Hälften geteilt, eine himmlische und eine irdische. Aus dem Ei entsteht der Gott Brahma, der aus sich einen Mann und eine Frau erschuf. In den Puranas besteht das Universum ebenfalls aus konzentrischen Kreisen im Weltenei mit dem Weltberg Meru im Zentrum. Meru verbindet sieben Unterwelten und sieben Atmosphären mit der „wahren Welt" (skr. *satyaloka*) auf dem Gipfel (Flood 1996).

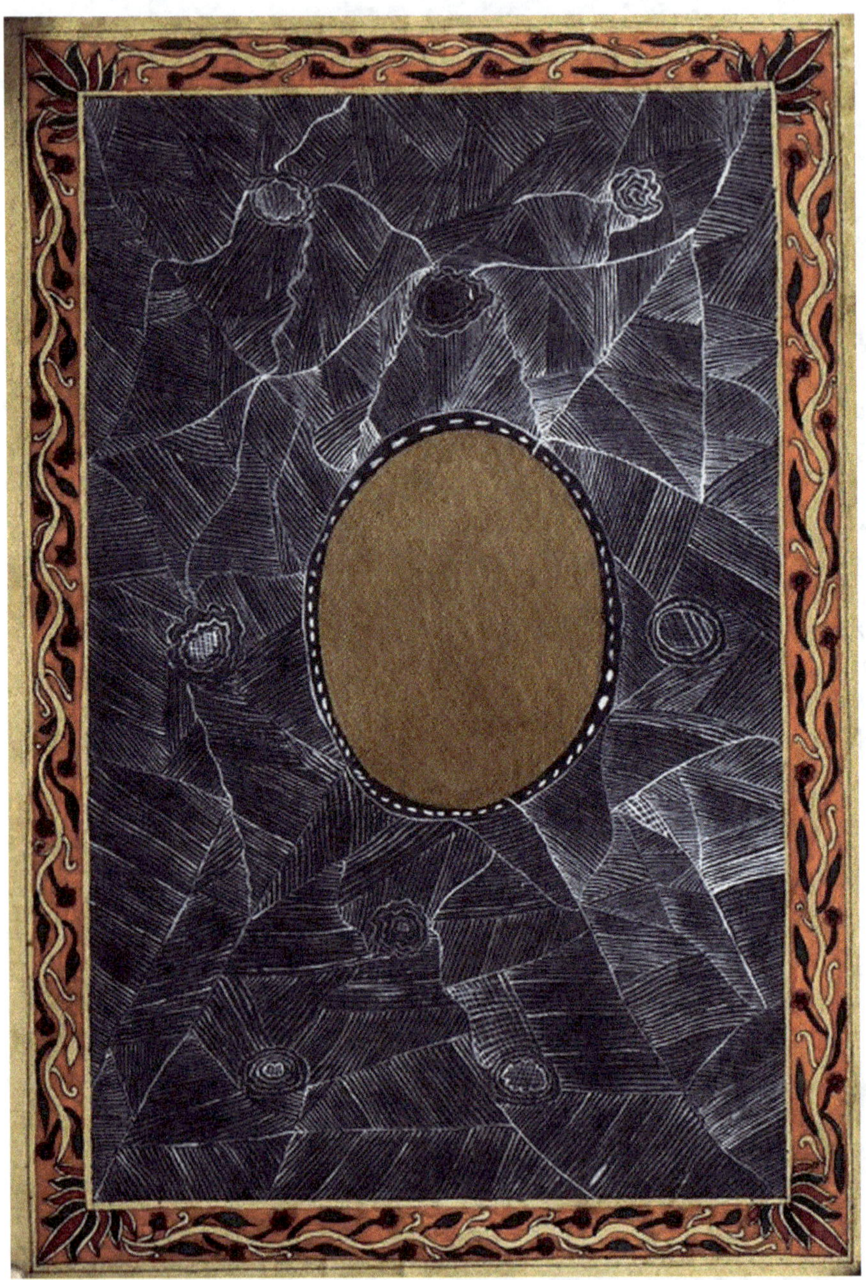

Hiranyagarbha, wörtl. der „goldene Schoss", ist das kosmische Ei. Moderne Darstellung. Volkskunst aus dem Dorf Madhubani (Bihar) von Shri Dhirendera Jha und Shrimati Vidya Devi. Link[2].

Wie bereits früher argumentiert (Tausin 2012d), könnten kosmologische Modelle auf die seherische Erfahrung der Leuchtstruktur zurückgehen. Dafür sprechen die konzentrische Kreis- oder Kugelform dieser Modelle sowie die Emanation der Vielheit aus dem Einen – womöglich ein Umkehrschluss aus dem seherischen Weg der Reduktion von den vielen Leuchtkugeln hin zur einen Quelle (Tausin 2010a, 2006b). Einen weiteren Aspekt liefert Samkhya, die älteste der sechs klassischen indischen Philosophien (skr. *darshana*). Samkhya hat sich von der Vedanta-Methode des Aufzählens (skr. *samkhya*) der Weltprinzipien zum eigenständigen System entwickelt. Die Samkhya-Lehre setzt zwei höchste Prinzipien an die Spitze des Kosmos, den Ur-Geist (skr. *purusha*) und die Ur-Materie (skr. *prakriti*). Während die Urmaterie ungeistig und unbewusst, aber aktiv-kreativ ist, ist die individuelle bewusste Seele ruhend. Aus Prakriti entstehen mehrere Daseinsfaktoren oder Elemente (skr. *tattva*), meistens werden 25 Tattvas genannt. Zunächst erscheinen feinstoffliche Tattvas wie die mentalen und psychischen Organe, dann die Sinnes- und Handlungsorgane, und schliesslich die grobstofflichen Elemente. Doch Samkhya ist nicht nur eine Methode des Aufzählens, sondern auch eine Erlösungslehre. Um etwas zu erfahren verbindet sich Purusha mit den mentalen, psychischen und sinnlichen Organen und erzeugt Erkenntnis in drei Qualitäten (skr. *guna*), nämlich Reinheit (skr. *sattva*), Bewegung (skr. *rajas*) und Trägheit (skr. *tamas*). Doch dabei identifiziert sich die Seele mit diesen Vorgängen und erfährt Leid und Anhaftung an die Materie. Die Erlösung eines jeden individuellen Purusha besteht darin, durch das Studium dieser Tattvas, Unterscheidung (skr. *viveka*) sowie Leidenschaftslosigkeit seine wahre Natur zu erkennen. Der Mensch soll also erkennen, dass seine wahre Natur stets von Prakriti getrennt ist, und dass er daher niemals von Lust und Leid berührt werden kann.

Samkhya Philosophy of Creation

Purusha is unmanifested, formless, passive, beyond attributes, beyond cause and effect, space and time. *Purusha* is Pure Existence. **Prakruti** is the creative force of action, the source of form, manifestation, attributes and nature. **Mahad** is the Cosmic Intelligence or *Buddhi*. **Ahamkar** is ego, the sense of "I am." **Satva** is stability, pure aspect, awakening, essence and light. **Rajas** is dynamic movement. **Tamas** is static. It is potential energy, inertia, darkness, ignorance and matter.

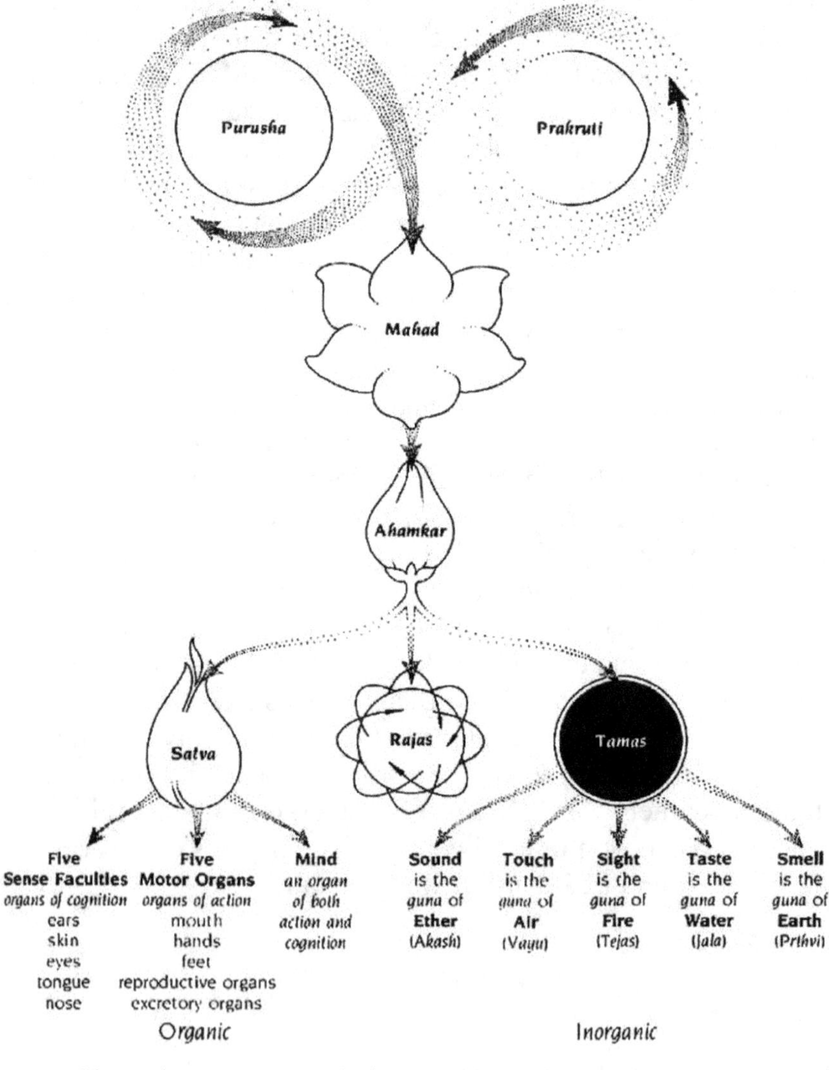

Entwicklung der Tattvas nach der Samkhya-Philosophie. Quelle: Link[10].

Die Samkhya-Lehre wurde später vom kaschmirischen Shivaismus übernommen und weiterentwickelt. Purusha und Prakriti sind
hier nicht die höchsten Prinzipien, sondern ihrerseits Emanationen
von elf höheren Tattvas. An der Spitze der insgesamt 36 Tattvas
stehen Shiva und Shakti. Der Kosmos entsteht, wenn der ruhende
Shiva seine Augen öffnet. Die Kraft (oder Kräfte), die von ihm
ausgeht – seine Shakti – ruft dann die Welt ins Leben. Als nicht-
dualistisches System gibt es letztlich jedoch keine Trennung zwischen Shiva und Shakti: Shiva ist das höchste Bewusstseins (skr.
vimarsha), das die Shakti und überhaupt alles umfasst. Im kaschmirischen Shivaismus sind die Tattvas zugleich Klangebenen, die
mit Gottheiten sowie ihren Körpern identifiziert werden, aber
auch Bewusstseinsschichten. D.h. der Yogi kann alle diese Welten
durch bewusstseinsverändernde Praktiken bzw. diverse Arten von
Yoga (Karma, Bhakti, Jnana, Hatha, Mantra u.a.) willentlich
transzendieren, bzw. in sie eingehen und sich schliesslich als das
höchste allumfassende Bewusstsein, d.h. als identisch mit Shiva
wiedererkennen (skr. *pratyabhijna*).

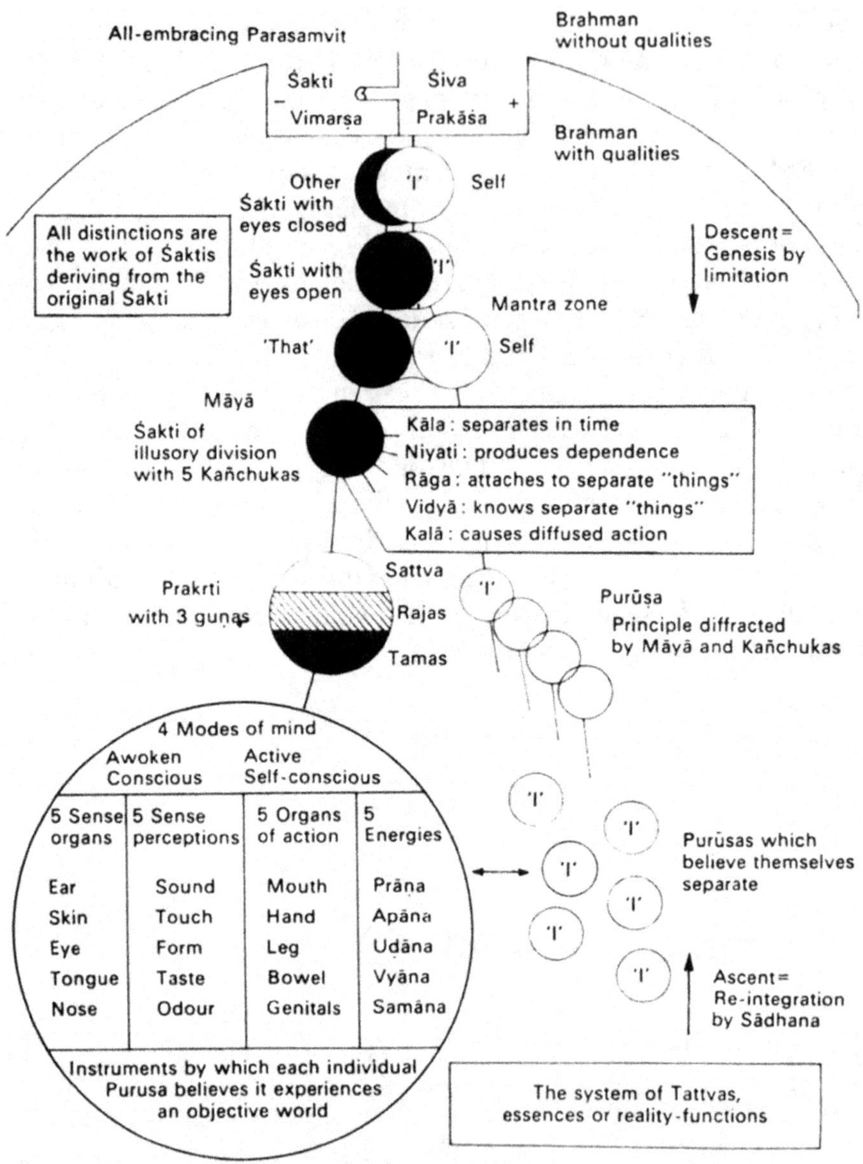

Weltenzyklus durch die 36 Tattvas im kaschmirischen Shivaismus. Quelle: Link[11].

Die kaschmirische Kosmologie vereinigt die Tattva-Lehre mit der Idee des kosmischen Ei, der Chakras (siehe unten), sowie des

Atoms (skr. *anu*): Diverse Sphären bzw. Gruppen von Tattvas werden u.a. als anda oder als Räder der Kraft bzw. Räder der Mütter (skr. *shakticakra, matrkacakra*) bezeichnet. In jedem dieser Räder existieren mehrere Erfahrungswelten bzw. Bewusstseinszustände, jede bringt wiederum weitere, tiefere Welten oder Bewusstseine als Räder hervor. Das „Atom" oder Anu wiederum ist eines der kosmischen Grundprinzipien neben dem unbegrenzten Shiva und seiner Shakti, nämlich das individuelle Bewusstsein. Dieses entsteht, wenn das höchste Bewusstsein, Shiva, durch Maya verhüllt und begrenzt wird. In der Folge sind alle begrenzten Tattvas – von Purusha an abwärts – Atome oder Anu (Flood 1993; Flood 1992; Dyczkowski 1987). Das Konzept des Anu geht auf die Atomlehre der vorchristlichen Vaisheshika-Nyaya-Philosophie zurück: Die runden bzw. kugelförmigen unteilbaren Teilchen bzw. Atome (skr. *anu* oder *paramanu*) werden hier zwar von Geist und Seele (skr. *manas* und *atman*) unterschieden (Tablan 2012). Doch in späteren Lehren wie der Trika-Schule des kaschmirischen Shivaismus und auch in neueren Konzepten wie Prabhat Ranjan Sarkars (1921-1990) Microvita-Theorie sind die Atome mehr oder weniger vollkommene Seelen- oder Bewusstseinseinheiten, die durch den inneren Sinn bzw. einen hochentwickelten Geist wahrgenommen werden können (vgl. Sarkar 1991).

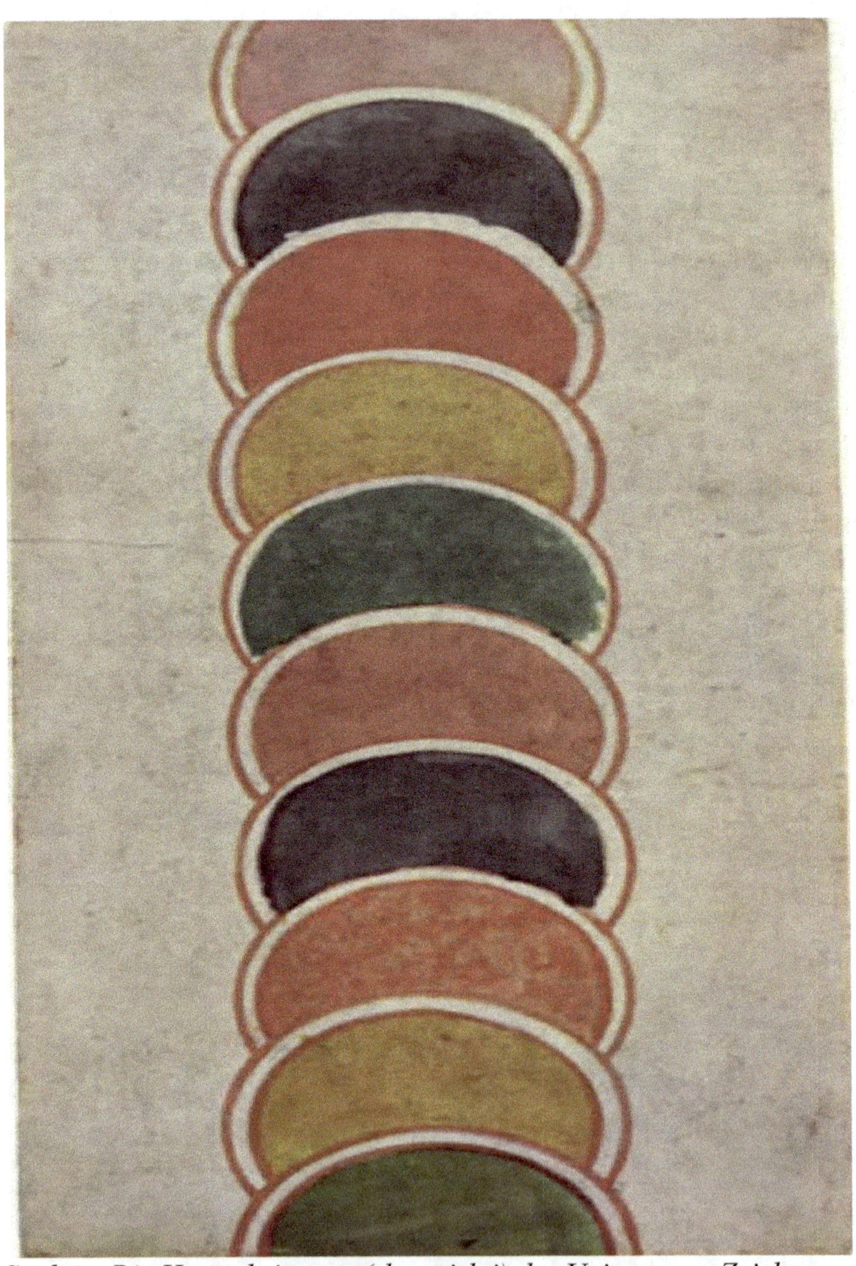

Srishti – Die Hervorbringung (skr. srishti) des Universums. Zeichnung aus der Handschrift der Suddha-chittavani, Westindien, 18. Jh. Quelle: Mookerjee 1971.

Zusammenfassend lassen sich konzentrisch-zirkulare von vertikalen Hindu-Kosmologien unterscheiden. Das zirkulare Modell erschien von Anfang an in der Gestalt eines konzentrischen Kreises oder Kugel. Das vertikale Achsenmodell ergibt das Bild von aneinandergereihten Kugeln, sofern die Tattvas oder Emanationen – wie im kaschmirischen Shivaismus – als Räder (Chakra) oder Atome (Anu) gedacht werden. An der Spitze der Samkhya-Kosmologie – oder auf ihr basierenden Kosmologien – stehen jeweils zwei gegensätzliche Kräfte, sei es Purusha und Prakriti, sei es Shiva und Shakti. Der Yogi erlangt Befreiung, wenn er diese als getrennt erkennt (Samkhya) oder als nicht getrennt erkennt (kaschmirischer Shivaismus). Bei allen diesen Aspekten könnte es sich um Interpretationen von intensiven seherischen Erfahrungen der Leuchtstruktur handeln: Die Leuchtkugel als kosmisches Ei; der Leuchtfaden oder auch die Quelle auf diversen Schichten als Manifestation des Universums bzw. Stufen der Kontraktion des Bewusstseins; und die beiden Konstituenten Licht und Dunkelheit als die beiden höchsten universellen Prinzipien, die in jeder Leuchtkugel vorhanden, aber getrennt sind, und die zur vordergründigen Realität werden, je intensiver und ausschliesslicher die Leuchtstruktur im Bild gesehen wird.

9
Atman und Brahman

In der Samkhya-Philosophie wie im klassischen Yoga liegt die erlösende Erkenntnis darin, dass das individuelle Selbst (Purusha) nichts mit dem manifestierten Universum und den individuellen mentalen und psychischen Vorgängen (Prakriti) zu tun hat. In den nicht-dualistischen Upanishaden und den darauf gründenden vedantischen Schriften hingegen soll Befreiung durch die Erkenntnis einer Alleinheit erfolgen: Der Weise erkennt, dass sein Atman – die Seele bzw. das innerste Selbst – ewig, allwissend und allumfassend ist. Damit ist der Atman identisch mit dem Brahman, der höchsten Realität im Kosmos. Bekannte upanishadische Formeln wie „Das bist du" (skr. *tat tvam asi*) oder „Ich bin Brahman" (skr. *aham brahma asmi*) bringen diese Identität auf den Punkt.

Atman und Brahman werden in den jüngeren der rund zwei Dutzend Haupt- bzw. Mukhya-Upanishaden (Deussen 1963; vgl. Michaels 1998; Glasenapp 1958) oft mit dem Sehen, dem Auge und mit Licht assoziiert. Die *Katha-Upanishad* macht geltend, dass der Atman in Abhängigkeit des Bewusstseins des Sehenden erscheint. Er kann identisch sein mit dem höchsten Selbst (Purusha) und als Licht, Glanz oder Flamme „gesehen" (skr. *drsh*) werden. Oder er entspricht dem psychischen Organismus (Buddhi, Manas, und Indriya) und erscheint als Schatten (z.B. V, 14-15). Um den Atman als Purusha zu isolieren, muss der oder die Praktizierende Selbstbeherrschung üben, seine Sinne und sein Denken zurückhalten und die Tattvas des psychischen Organismus kennen – womit die Upanishad die Befreiungswege des späteren Samkhya und Yoga vorwegnimmt. In der *Maitrayani-Upanishad* wird der Atman im Inneren als fliessender Prana, im Aussen als Aditya, d.h. als himmlisch-göttliches Licht oder Sonne bezeichnet (6, 1). Er sei im Auge und im Herzen und erscheine in allen vier Bewusstseinszuständen (Wachen, Träumen, traumloser Schlaf sowie Turiya, das reine Bewusstsein) (7, 11).

Das Brahman wird oft als Ur-Licht beschrieben, z.B. in der *Sve-tashvatara-Upanishad*. Bei Brahman, so heisst es, „leuchtet nicht die Sonne, nicht Mond noch Sternenglanz, noch jene Blitze, geschweige irdisch Feuer. Ihm, der allein glänzt, nachglänzt alles andre, die ganze Welt erglänzt von seinem Glanze" (6, 14). In der *Varaha-Upanishad* sieht der Praktizierende das alldurchdringende Brahman als „strahlende innere Sonne" (II, 18-23). In der *Mahavajya-Upanishad* erklärt der Weise:

„Dieser transzendente Glanz (skr. *cid-arka*, wörtl. „die Sonne des Bewusstseins") bin ich. Der Glanz des Arka, des Shiva, bin ich. Dieses leuchtende Weiss bin ich. All dieser Glanz bin ich. Om!" (11).

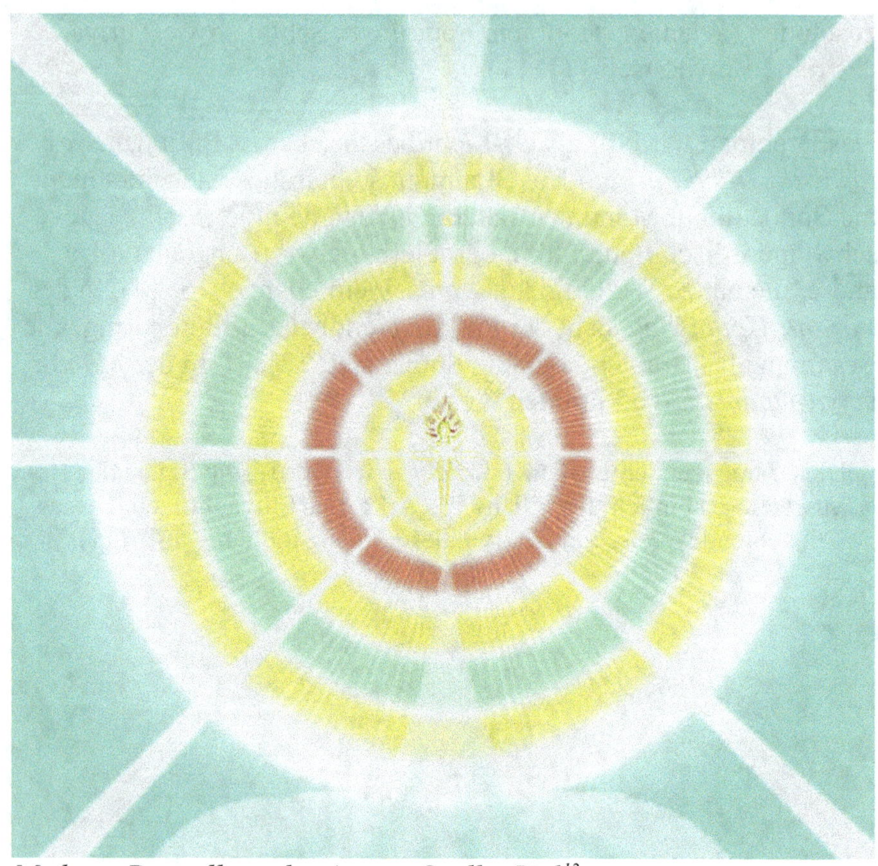

Moderne Darstellung des Atman. Quelle: Link[12].

In der *Pashupatabrahma-Upanishad* wird der Atman der Illusion (skr. *maya*) gegenübergestellt, d.h. es wird ein Gegensatz zwischen dem transzendenten Glanz oder Leuchten als Wahrheit und einer intensiven Dunkelheit als Täuschung beschrieben (16-21; 44-46). Diese Unterscheidung beruhe jedoch selbst auf einer Täuschung, nämlich der Nicht-Erkenntnis der Identität von allem Existierenden. Die *Mahavakya-Upanishad* erläutert die Beziehung zwischen Licht und Dunkelheit weiter: Das „Dunkelheit-Sehen" (skr. *tamo-drsh*) verdeckt die Existenz des leuchtenden Brahman und Atman und lässt damit die eigentlich nicht existierende phänomenale Welt zur Realität werden (3-10). Die Idee der Illusion

(Maya) zur Erklärung der sinnlichen Welt hat später insbesondere Shankara (8./9. Jh.) in seinen Advaita-Vedanta-Schriften betont. Gemäss den Upanishaden und dem Advaita Vedanta soll das Nichtwissen und die Illusion durch die unmittelbare intuitive Erkenntnis des attributlosen Brahman (skr. *nirguna brahman*) und seiner Identität mit Atman überwunden und dadurch Erlösung (skr. *moskha*) aus dem Wiedergeburtenkreislauf (skr. *samsara*) erlangt werden (Sequeira 1996).

Kann diese intuitive Erkenntnis auch ein Sehen sein? Zunächst erscheint es naheliegend, dass eher das Brahman mit Attributen (skr. *saguna brahman*), und nicht dasjenige ohne Attribute, gesehen wird. Im Rahmen des Bhakti Yoga beispielsweise erscheint das Brahman in personalisierter Form, d.h. als Gotteserscheinung. Ein bekanntes Beispiel ist Arjunas Vision in der *Bhagavadgita*. Nachdem Krishna ihm „göttliche Augen" (skr. *divyam chakshuh*) gegeben hatte, zeigte er sich ihm in seiner universellen Form. Arjuna sah

„die göttliche Herrschergestalt mit vielen Mündern und Augen, mit zahllosen wunderbaren Gesichtern, mit vielen himmlischen Ornamenten und erhobenen, himmlischen Waffen, mit himmlischen Girlanden und Roben, mit himmlisch duftenden Salben, voll jeglicher Wunder, strahlend, unendlich, und mit Augen, die nach allen Seiten gerichtet sind. Würden am Himmel tausend Sonnen gleichzeitig erscheinen, dann wäre diese Herrlichkeit vielleicht dem Glanz dieser mächtigen Erscheinung ähnlich" (*Mahabharata* 6, 35, Quelle: Link[13]).

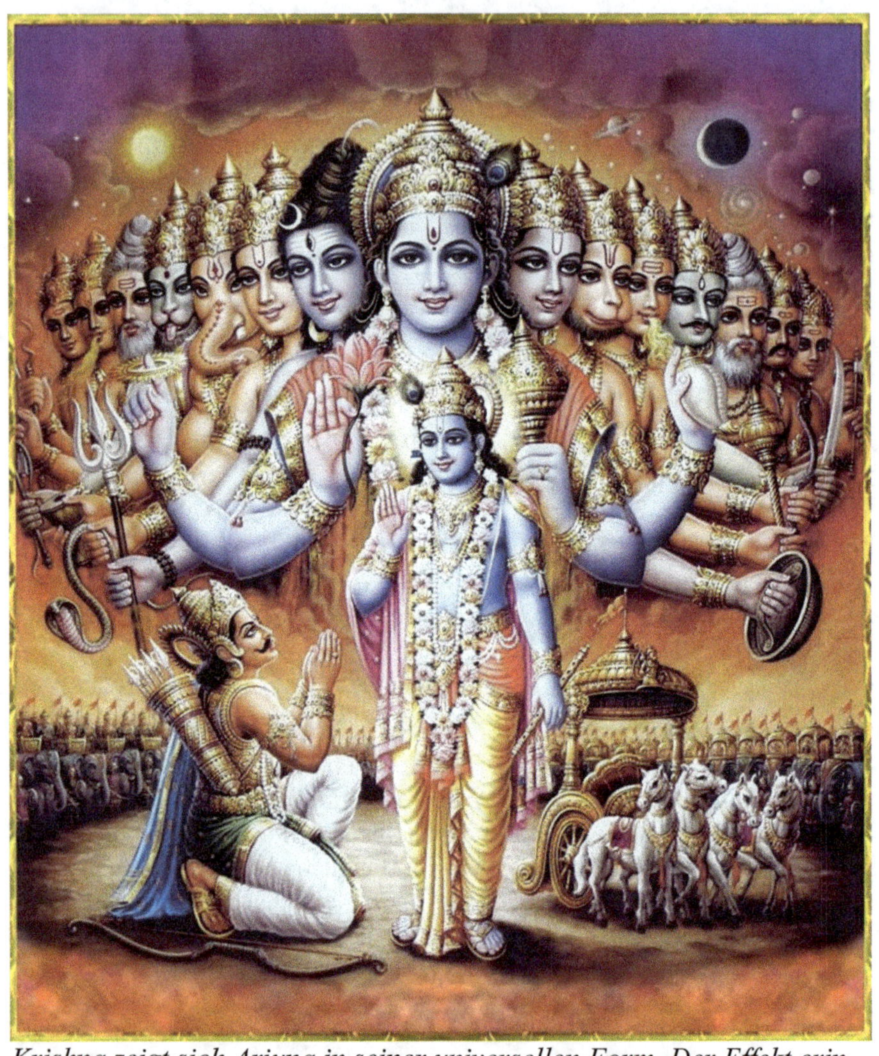

Krishna zeigt sich Arjuna in seiner universellen Form. Der Effekt erinnert an die Schichten des Bewusstseins. Moderne Darstellung. Quelle: Link[14].

Aus seherischer Sicht ist diese Gottesvision eine Wahrnehmung der Leuchtstruktur in einem intensiven Bewusstseinszustand, die von Bildern aus dem Alltagsbewusstsein überlagert wird. Anhaltspunkte dafür sind das Licht, die rundlichen und länglichen For-

men wie Augen und Girlanden, sowie die unzähligen Glieder und
Organe, die an den repetitiven Effekt beim Sehen mehrerer Bewusstseinsschichten erinnern (Tausin 2010a, 2006b). Dies bedeutet, dass grundsätzlich auch das attributlose Brahman Gegenstand
des Sehens sein müsste. Die Hinweise darauf verdichten sich in
den Yoga-Upanishaden und späteren yogischen Schriften. So sind
es bestimmte Lichterscheinungen, die die Realisierung des Brahman ankündigen. In der *Svetashvatara-Upanishad* beispielsweise
heisst es:

> „Erscheinungen von Nebel, Rauch und Sonnen, von Wind und Feuer,
> von Leuchtkäfern, Blitzen, von Bergkristall und Mondglanz, sind beim
> Yoga in Brahman Offenbarung vorbereitend" (2, 11).

Ähnliche Lichtvisionen beschreibt die *Yogashikha-Upanishad* als
Ausdruck der Erreichung des höchsten Zustands (skr. *para-tatt-
va*). Der Yogi sehe in subtiler Form u.a. „die Flamme einer Lampe, den Mond, das Glühwürmchen, Blitz, Sterne, helle Objekte"
(II, 18-20).

Diese Lichterscheinungen werden zwar ebenfalls immer noch
bildlich beschrieben, erscheinen insgesamt jedoch abstrakter als
eine Gottesvision. Die *Mandalabrahmana-Upanishad* hingegen
errichtet eine Hierarchie der Lichterscheinungen, die in die Abstraktion führt. Hier wird über die Vision, die dem Shambhavi Mudra ausführenden Yogi erscheint, gesagt:

> „Die Sphäre [skr. *mandala*, wörtl. „Kreis"] des Feuers wird zuerst
> gesehen, dann die Sphäre der Sonne. In ihrer Mitte wird wiederum die
> Sphäre des Nektarmondes gesehen. In der Mitte dieser wird wiederum
> die Sphäre des unteilbaren Glanzes des Brahman gesehen. Dieses
> leuchtet mit weissem Glanz wie ein Blitz. Einzig dieses ist für
> Shambhavi charakteristisch" (B2, I, 5).

In derselben Upanishad wird das höchste Objekt des „inneren Sehens" (skr. *antar lakshya*) als flüssiger Glanz beschrieben und mit
dem Atman identifiziert (B1, III, 6; IV, 1-2). Dieser leuchtende
Atman (skr. *jyotir atman*) habe die „Form einer Anhäufung von

leuchtenden Blitzlichtern. ... In der Mitte (des leuchtenden Atman) wird die leuchtende Wahrheit (skr. *tattva*) enthüllt"
(Mandalabrahmana-Upanishad B2, I, 1-2). Gemäss der *Advaya-
Taraka-Upanishad* (Quelle: Link[15]) erkennt der Yogi das Brahman als inneres Licht über der Mitte der Augenbrauen. Durch einen kontrollierten Geist und dieses innere Sehen „wird erkennbar,
dass das Brahman aus weissem Glanz besteht. Dieses Brahman
wird erkannt durch Introspektion mit den Augen und dem Geist"
(10).

Im Epos *Mahabharata*, das viele upanishadische und yogische
Konzepte aufgreift und erörtert, erklärt der weise Bhishma, dass
alle Erscheinungen im „reinen Geist" ruhen, „der auch als höchste
Seele oder höchstes Selbst (Atman) bezeichnet wird. Das ist das
Ziel wahrhafter Entsagung, das der Yogi als allesdurchdringendes
Licht erfährt, nachdem er die Unwissenheit überwunden hat" (*Mahabharata* 12, 216; Quelle: Link[16]). Und später versichert der mythische Autor des *Mahabharata*, Vyasa, dass wenn die Sinne und
das Denken zur Ruhe kommen, „das Brahman von allein sichtbar
wie ein rauchloses Feuer oder die wolkenlose Sonne" werde (*Mahabharata* 12, 240; Quelle: Link[17]). Und die *Shiva Samhita* (Quelle: Link[18]) doppelt nach:

„Ein Yogi, der seine Ohren mit Daumen, seine Augen mit den
Zeigefingern, seine Nasenlöcher mit den Mittelfingern und seinen Mund
mit dem Ringfinger verschliesst und die Luft so kontrolliert, wird seinen
Atman in der Form von Licht (skr. *jyotirrupa*) sehen. Wenn jemand
ungehindert dieses Licht für auch nur einen Moment erblickt, wird er
frei von Laster und erreicht das höchste Ziel" (5, 22-23).

Atman und Brahman werden also nicht nur als leuchtende Sonne
bzw. Kugel beschrieben. Sondern sie sind in bestimmten Bewusstseinszuständen grundsätzlich sichtbar. Dieses Sehen ist mit dem
Auge, aber auch mit dem Herzen verbunden. Es ist also nicht –
oder nicht nur – physisch zu verstehen. Das Sehen von Brahman
bzw. Atman ist zudem an Voraussetzungen geknüpft. Denn auf
dieser Lichtkugel bzw. diesen Kugeln – insofern es unzählige Ein-

zelseelen gibt – liegt eine Dunkelheit, nämlich der Schatten der
Täuschung. Dies ist der Grund, weshalb die Leuchtkugeln nur selten gesehen werden, auch wenn sie grundsätzlich sichtbar sind.
Durch yogische Praktiken – oder auch durch die Gnade eines Got-
tes – erscheinen Lichter, die teils bildlich und sogar personal beschrieben werden, letztlich aber als Sonnen oder rundliche Formen ohne besondere Attribute begriffen werden können.

10
Netz, Faden, Perlenkette

Atman und Brahman erscheinen nicht nur in runder bzw. Kugelform, sondern werden auch als Faden oder Netz charakterisiert. In
der Svetashvatara-Upanishad ist vom „Netz ausbreitenden" Brahman die Rede, d.h. vom Gott „der vielfach ein Netz nach dem an-
dern im Raum ausbreitet hier und wieder einzieht" (5, 3) und sich
dabei „spinnegleich durch Fäden, die aus ihm als Stoss entsprun-
gen, [...] verbarg nach seinem Sein" (6, 10). Im Mikrokosmos des
Körpers können die Nadis (vgl. unten) diese Netzfunktion über-
nehmen: In den Samnyasa-Upanishaden wird das Brahman mit
leuchtendem Prana identifiziert, das sich vom Zentrum des Herzens aus durch die Nadi-Struktur ausdehnt, dabei die Körper bzw.
Welten des Tiefschlafes, Träumens und Wachens erzeugt und sich
wieder ins das Zentrum zurückzieht. Laut dem Mahabharata kann
dieses Netz auch gesehen werden. Der Yogi könne seine Seele
sukzessive in den Formen von Dampf, Wasser, Feuer und Wind
erkennen. Dann aber

> „verliert sich diese Form des Windes, und hauchdünne Spinnfäden
> erscheinen. Dann gewinnt der Yogi die Reinheit als Essenz des Raumes
> und man sagt, die Seele des Brahmanen hat das klare Licht der Erkennt-
> nis im subtilen Raum gewonnen" (*Mahabharata* 6, 236, Quelle: Link[19]).

Bereits in den ältesten Veden hat das Netz eine ambivalente Bedeutung: Einerseits gibt es das himmlische Läuterungsnetz, durch
das der leuchtende Soma fliesst – üblicherweise als bewusstseins-
veränderndes Getränk interpretiert, womöglich aber auch die darauf zurückgehende entoptische Lichterscheinung (Tausin 2012c).
Andererseits ist vom kosmischen Zaubernetz die Rede, mit dem
Indra seine Feinde täuscht und fängt (Tausin 2012e). Auch in den

Upanishaden ist das Netz grundsätzlich ein Produkt des Brahman und damit ebenfalls essentiell leuchtend und läuternd. Doch zugleich verhüllt das Netz die wahre Natur des Brahman und fängt bzw. bindet die Menschen auf diese Weise an die Welt.

Das Brahman wird auch mit der Opfer- oder Brahmanen-Schnur gleichgesetzt. In Indien tragen Brahmanen diese heilige Schnur (Yajnasutra) an ihrem Körper als Zeichen dafür, dass sie die Einweihungszeremonie absolviert haben und die vedischen Rituale ausführen dürfen. In den Upanishaden wird diese Schnur jedoch verinnerlicht: Die Rede ist nun von einem inneren kosmischen Faden (skr. *sutra*), der anstelle der äusseren Brahmanen-Schnur „angelegt" werden soll. Diese Schnur ruhe als leuchtender Atman im Herzen (z.B. *Brahma-Upanishad,* Quelle: Link[20]; *Aruneya-Upanishad*; *Jabala-Upanishad* 5, 2; vgl. Hillebrandt 1958). In der *Parabrahma-Upanishad* (Quelle: Link[21]) wird der „innere Brahma-Faden" aus 96 Kategorien (skr. *tattva*) beschrieben (4). Wer den Yoga kennt „wird diesen Faden tragen, durch den alles zusammengehalten wird wie Perlen auf einer Schnur" (9). Diese leuchtende kosmische Schnur wird auch mit dem Brahman identifiziert. Ähnlich wie das Netz ist dieser Faden das Brahman in seiner manifestierten Gestalt als Universum bzw. als Träger des Universums. Andere Schriften setzen den Faden auch mit anderen göttlichen Kräften gleich. In der älteren *Brhadaranyaka-Upanishad* beispielsweise wird der Faden, „von welchem diese Welt und die andre Welt und alle Wesen zusammengebüschelt werden", mit dem kosmischen feinstofflichen Wind oder Äther (skr. *vayu*) identifiziert:

„Der Wind, fürwahr, o Gautama, ist jener Faden, denn durch den Wind, o Gautama, als Faden werden diese Welt und die andre Welt und alle Wesen zusammengebüschelt" (3, 7, 2).

Und in der *Bhagavadgita* sagt Krishna, der den zögernden Arjuna im Vorfeld eines grossen Kampfes belehrt, über sich selbst:

„So bin ich die Quelle der Entfaltung und auch der Auflösung des ganzen Weltalls. Es gibt nichts, was jenseits von mir wäre. Ich bin die höchste Seele, die alles zusammenhält, wie die Schnur eine Perlenkette" (*Mahabharata* 6, 31, Quelle: Link[22]).

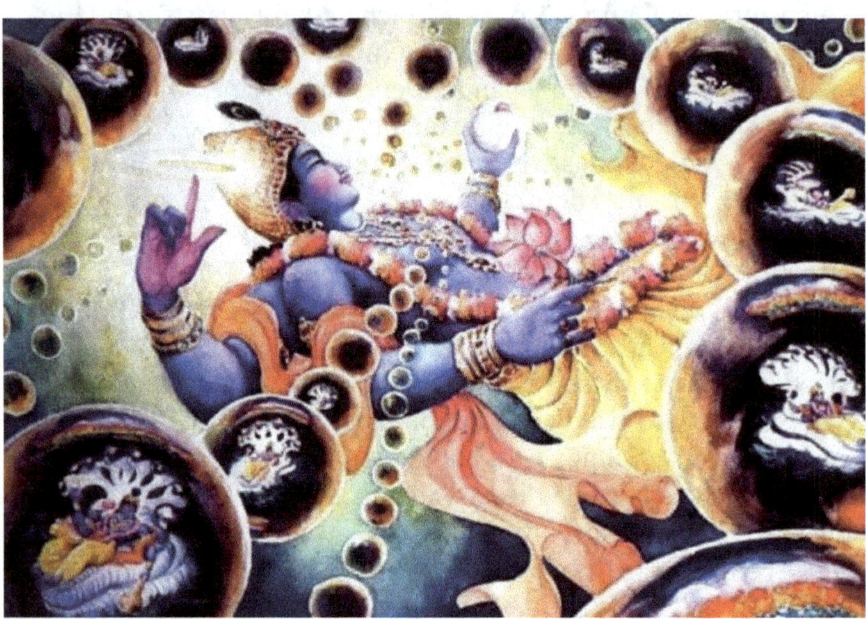

Krishna hält das Universum zusammen „wie die Schnur eine Perlenkette". Quelle: Link[23].

Ungeachtet dessen ob der göttliche Urgrund nun abstrakt oder personal gedacht wird, sind das Netz und der kosmische Faden verbreitete Erscheinungen in der Hindu-Kultur. Als Produkte des höchsten Göttlichen sind sie einerseits identisch mit dem Göttlichen, andererseits aber bereits eine Stufe der Manifestation und damit potenziell wahrheitsverhüllend und bindend. Dies lässt sich auch für die vermutete Inspirationsquelle der Leuchtstruktur geltend machen. Hier bestehen die Fäden zwar aus Leuchtkugeln und sind damit prinzipiell identisch mit den Kugeln. Doch diese komplexeren Gebilde lassen sich als Erscheinungen eines späteren Entwicklungsschrittes begreifen, der die Herausbildung mehrerer Kugeln aus der einen Kugel voraussetzt.

11
Om und die inneren Klänge

Die heilige Silbe Om ist eines der bekanntesten religiösen Symbole des Hinduismus. Sie steht für den transzendenten Ur-Klang, für die formlose höchste Realität, für das Brahman als Quelle aller Manifestation.

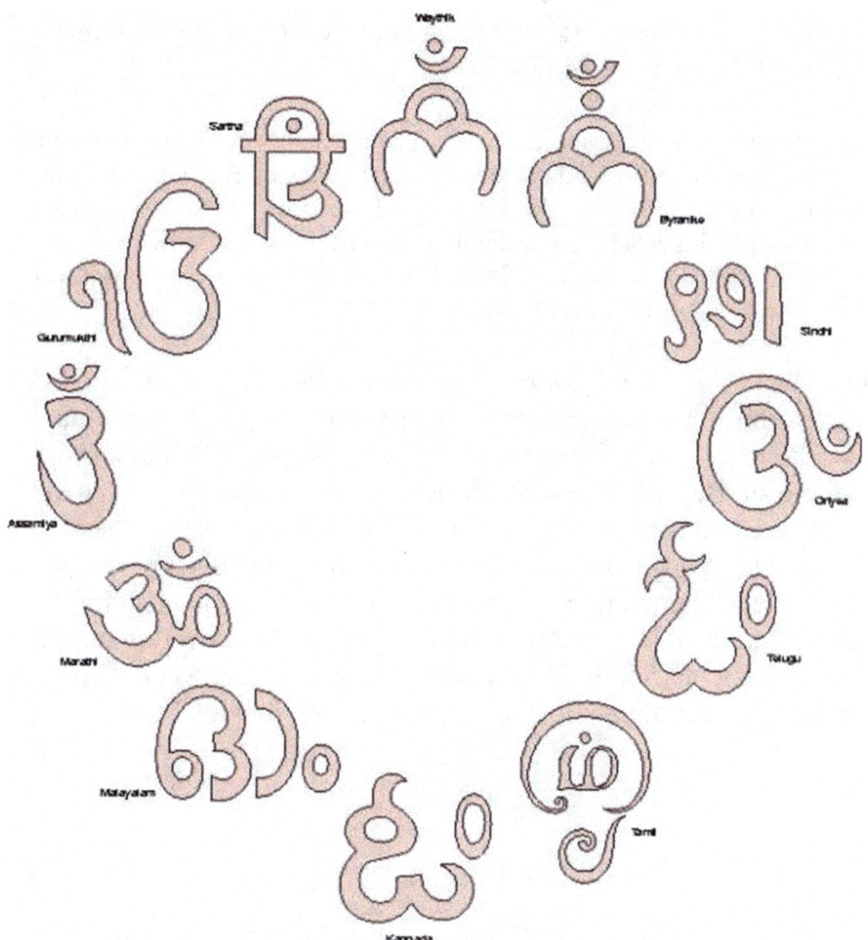

Die Darstellung der Silbe Om in diversen indischen Schriften. Quelle: Link[24].

Obwohl als Klang gedacht, wird Om häufig mit Lichterscheinungen verbunden. So etwa in der *Maitrayani-Upanishad*, wo Om mit dem Brahman identifiziert wird. Denn der Laut, wenn er ausgesprochen wird, „erhellt" das Universum bzw. den Leib und vereinigt den Mann im Auge, Purusha, mit seiner Gattin im Herzen (7, 11). Die *Pashupatabrahma-Upanishad* beschreibt Pranava – ein anderer Name für Om – als das Leuchten (skr. *taraka*) von Hamsa (= Atman). Und in der *Mandalabrahmana-Upanishad* werden vi-

sionäre Erscheinungen geltend gemacht, wenn der Weise seinen
Geist auf Om lenkt, nämlich

„das Leuchten von Kristall, die Farbe von Rauch, der Bindu (die wahre
Natur des Geistes), Nada (die wahre Natur des Intellekts), Kala (die
wahre Natur von Mahat), das Leuchten des Sterns, das Glühwürmchen,
die Lampe, das Auge, Gold, die neun Edelsteine und ähnliches – dann
erfährt man das innere Leuchten. Dies allein ist die wahre Form des
Pranava (Om)" (B2, II, 1).

Die *Nadabindu-Upanishad* beschreibt das Om bzw. AUM in
seinen Bestandteilen: A entspricht Viraj, U entspricht Sutratman,
M scheint „wie die Sonnenscheibe" und entspricht Bijatman (6-8).
Bei diesen Begriffen handelt es sich um Götter, aber auch um ver-
göttlichte Aspekte oder Formen des Bewusstseins bzw. des
Atmans (Ayyangar 1938), nämlich das Ausstrahlen (skr. *viraj*),
die Seele als Faden (skr. *sutratman*) sowie die Seele als Samen
(skr. *bijatman*). Diese Eigenschaften entsprechen den Eigenschaften der Leuchtstruktur: Das Om lässt sich also auch verstehen als
ein Symbol für die Seele als Licht, als Faden und als Punkt.

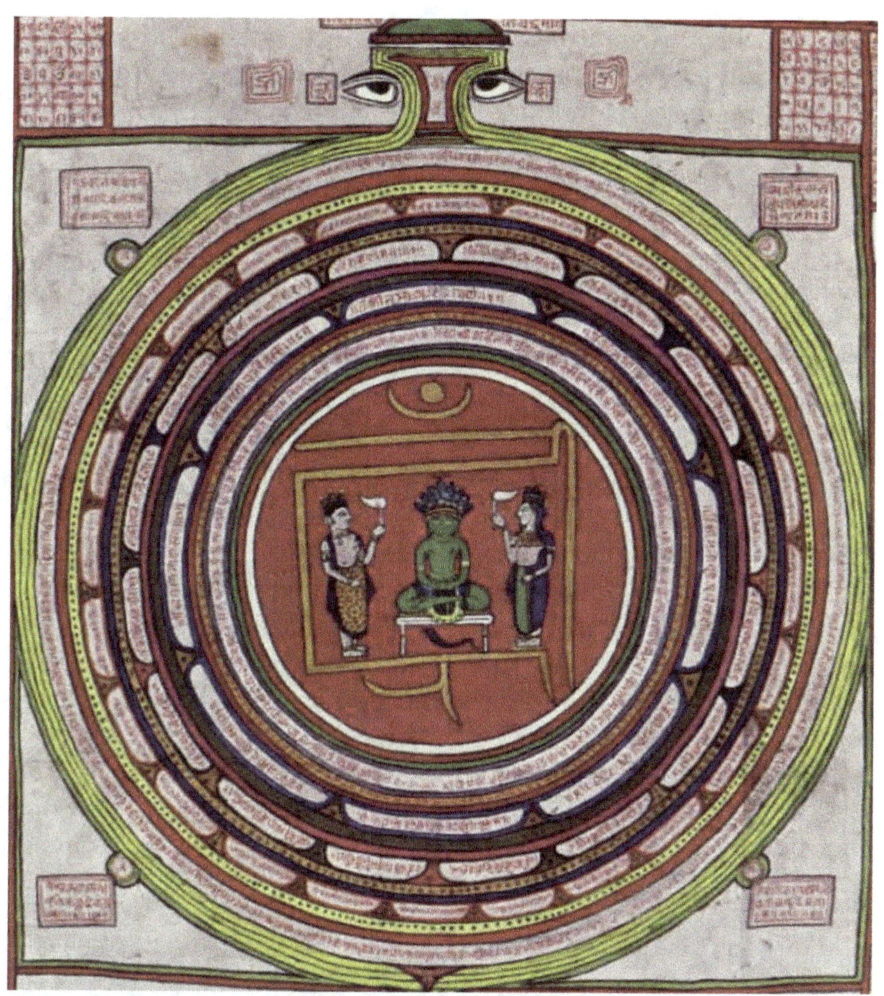

Darstellung der universalen Silbe Om, Symbol des höchsten Bewusstseins, in der Form eines Mandala oder Psychokosmogramms. Es zeigt die Beziehung zwischen dem Einen (Om, Kern) und den Vielen (Schöpfung, Umkreis). Textilmalerei, Rajasthan, 19. Jh. Quelle: Mookerjee 1971.

Om ist der Ur-Klang, aus dem andere subtile Klänge entstehen. Die Yoga-Upanishaden und spätere Yoga-Texte beschrieben diese Klänge und erklären das innere Hören als eigene Yoga-Praxis sowie als Frucht yogischer Übungen (z.B. *Nadabindu-Upanishad;*

Yogachudamani-Upanishad 114f.; *Advaya-Taraka-Upanishad* 5; *Hathayogapradipika* 4, 65-102). Hier wird auch deutlich, dass das innere Hören und das innere Sehen zusammenhängen, insofern subtile Klänge mit Lichtvisionen einhergehen (vgl. Mookerjee 1971). Die *Gheranda Samhita* beschreibt im fünften Kapitel eine Vorgehensweise für Nada Yoga, den Yoga des Klanges. Durch tägliches Üben werden diverse Klänge gehört, und „die Resonanz des innerlich aufsteigenden Klanges vermischt sich mit dem aufsteigenden innerlichen Licht und das Denken versinkt darin" (5, 73-78; vgl. *Hamsa-Upanishad* 16-20). In der *Mandalabrahmana-Upanishad* wird von einem „phuu"-artigen Klang berichtet. Wenn man sich darauf konzentriere „sieht man in der Mitte seiner Augen ein blaues Strahlen. Dasselbe im Herzen" (II, 6-7).

Der Zusammenhang von Klang und Lichterscheinungen hat sich bis in die moderne Zeit gehalten. Lahiri Mahasaya (1828-1895) beispielsweise, ein Schüler des legendären Mahavatar Babaji und Lehrer von Swami Sri Yukteswar (1855-1936), lehrte seine Schüler zu erkennen, wie beim Pranayama der Om-Klang in ein strahlendes Licht verwandelt wird, das sich durch den Körper ausbreitet. Mahasaya selbst berichtet von einem blauen Licht mit einem weissen Fleck darin (Satyeswarananda 1991; nach Nicholson 2011).

12
Der Bindu

Der Sanskritbegriff *bindu* bedeutet „Punkt“, „Tropfen“, „Same“, „Kügelchen“ oder „Partikel“. In den Yoga-Texten ist damit zunächst der Punkt in der Silbe Om gemeint. Der Begriff wird aber auch für die weiblichen und männlichen Geschlechtszellen verwendet. Und als Tropfen oder Samen der Unsterblichkeit, als kosmischer Ausgangspunkt der Schöpfung sowie als Punkt- oder Samenseele (siehe oben) ist er mit dem Brahman identisch (vgl. Mookerjee 1971).

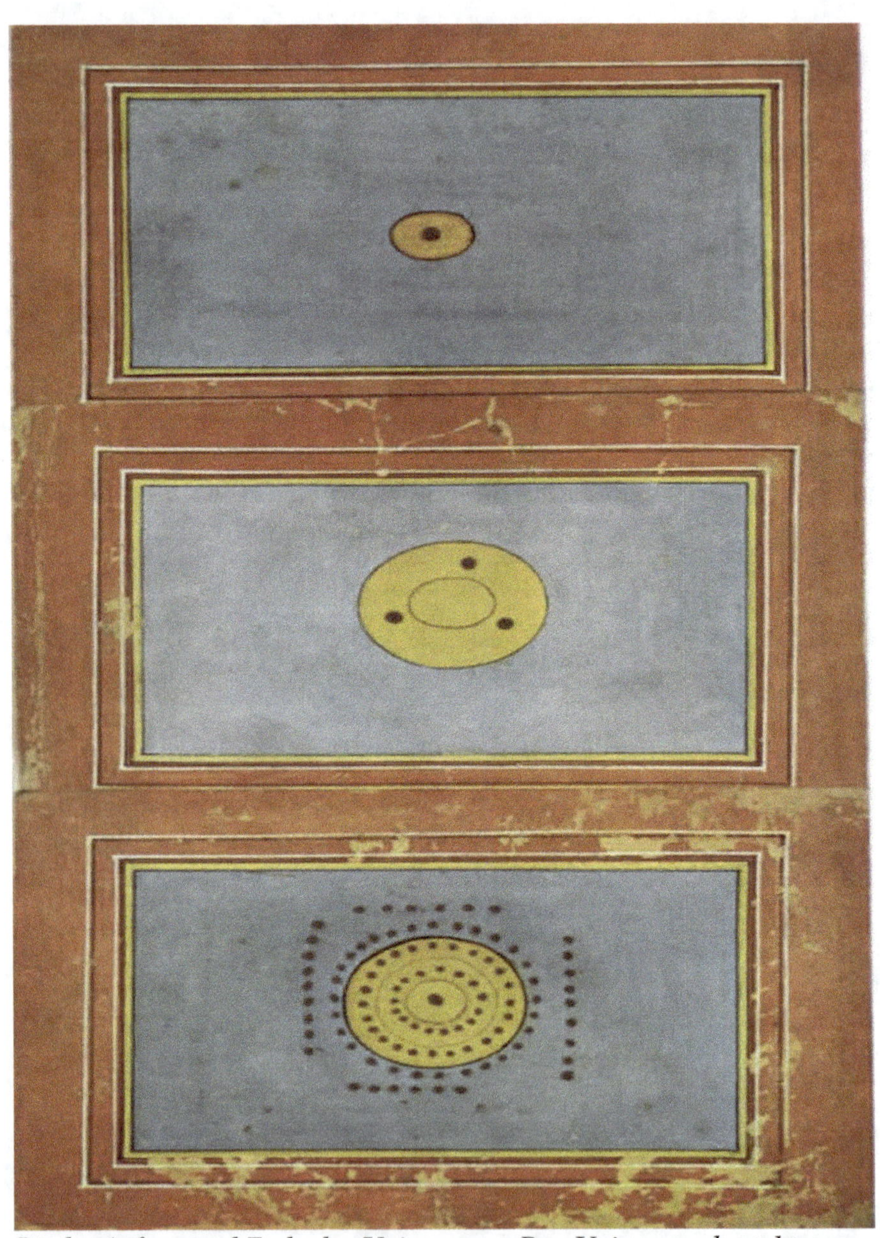

Bindu, Anfang und Ende des Universums. Das Universum besteht aus dem weissen und dem roten (dunklen) Bindu. Rajasthan, 18. Jh. Quelle: Mookerjee 1971.

Oft wird Bindu zusammen mit Nada als Dualität und zusätzlich
mit Kala als Trinität genannt (*Yogashikha Upanishad* VI, 67-70).
Wenn Bindu der Punkt im Om ist, ist Nada der Halbmond darunter. Wenn Bindu der Ursprung des Universums ist, ist Nada die
Urschwingung, die von ihm ausgeht und sich durch Kala, die Zeit,
ausbreitet. Im tantrischen Zusammenhang wird Bindu mit Shiva,
dem höchsten Bewusstsein, und Nada mit Shakti, der kosmischen
Energie, identifiziert. Im kaschmirischen Shivaismus ist Bindu
aber auch der Punkt, in dem Shiva und seine Shakti in Vereinigung ruhen. Bindu ist hier auch das Mahamaya-Tattva, d.h. die
Kraft von Shivas Freiheit oder Spontanität, sich zu verkörpern.
Diese Verkörperung bedeutet aber auch die Selbstverhüllung Shivas. Bindu kann also sowohl für das unmanifestierte Universum
stehen, als auch für die erste Begrenzung und Verhüllung des unbegrenzten Bewusstseinslichtes.

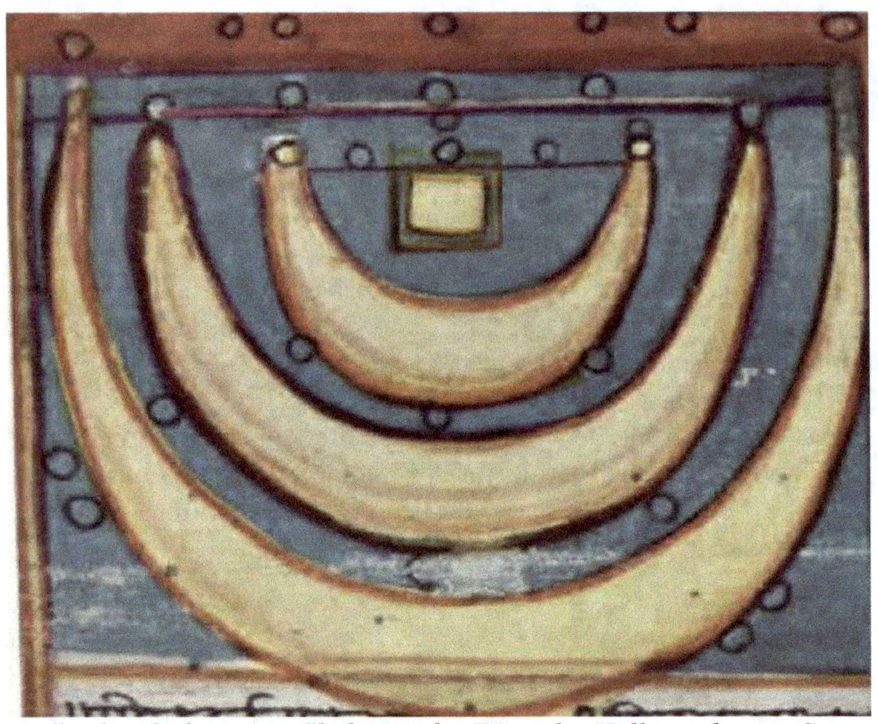

Ardhachandrakara, ein Chakra in der Form des Halbmondes, ein Symbol des Klangs (Nada). Bindu, umgeben von Halbmonden (Nada) sowie von Paramanus (Atomen), die u.a. Klangformen erzeugen. Textilma-lerei, Rajasthan 1769. Quelle: Mookerjee 1971.

Für K. S. Iyengar ist die „Reise zurück von Nada zu Kala, Kala zu Bindu […] das Höchste im Hathayoga" (Svatmarama 1992), womit er die Reise zurück zum Selbst (Atman) meint. Doch welche Qualitäten hat der Atman in der Form als Bindu? Und gibt es einen spezifischen Bindu Yoga?

Aufschluss geben jene Yoga-Texte, die den Bindu als Samen bzw. Geschlechtszellen behandeln. Als solcher muss Bindu im Körper einbehalten werden. Im dritten Kapitel der *Hathayogapradipika* (Quelle: Link[25]) wird Vajroli Mudra erklärt, eine Technik zum Einbehalten der Sexualflüssigkeiten während dem Geschlechtsverkehr. Durch bestimmte Muskelkontraktionen sollen die Geschlechtspartner die Sexualflüssigkeiten – der männliche Samen wird als „Bindu" bezeichnet, das Vaginalsekret der Frau als „Rajas" – aus dem eigenen und dem anderen Geschlechtsorgan zurückziehen und nach oben zum Kopf leiten (3, 83-91). Frühere Texte jedoch betonen weniger den sexuellen, sondern eher den konzentrativ-energetischen Aspekt. Die *Dhyana-Bindu-Upanishad* (86-91) und die *Yogachudamani-Upanishad* (52-71) stellen nicht Bindu und Rajas gegenüber, sondern unterscheiden zwei Arten von Bindu: der weisse Bindu (skr. *shukla*) wird mit Shiva und dem Mond assoziiert und hat seinen Sitz im Mond-Zentrum zwischen dem Ajna-Chakra und dem Sahasrara-Chakra, d.h. zwischen Stirn und Scheitel. Der rötliche oder dunkle Bindu (skr. *rajas* oder *maharajas*) hingegen wird mit Shakti und der Sonne gleichgesetzt und ruht in den Genitalien. Alternativ wird der weisse Bindu über der rechten, der rote Bindu über der linken Augenbraue verortet. Die beiden Bindus müssen durch diverse Mudras nicht nur einbehalten, sondern auch zusammengeführt werden, um die Kundalini aufsteigen zu lassen. Atemübungen zur Reinigung der Nadis, die abwechselnd über Ida (linke Hauptnadi und linkes Nasenloch) und Pingala (rechte Hauptnadi und rechtes Nasenloch) ausgeführt werden, gelten auch als Meditation über Sonne und Mond bzw. über diese zwei Arten von Bindu (vgl. *Darshana-Upanishad* IV, 39-47). Auch in anderen yogischen Schriften werden Atemübungen beschrieben, um den Bindu einzubehalten bzw. nicht nach unten fliessen zu lassen (vgl. Yogashika-Upanishad 123-126). Die *Gorakshashataka* (Quelle: Link[26]) leitet den Yogi oder die Yogini an, diese Bindus beim Einatmen durch das linke Nasenloch bzw. rechte Nasenloch zu visualisieren. So soll während Pranayama über den Mond meditiert werden, „der dem Nektarmeer gleicht und den Glanz des blendend weissen Milchmeeres hat" (44), sowie über die „Sonnenscheibe als ein intensives Licht eines brennenden Feuers" (46). Die *Hathayogapradipika* (Quelle: Link[27]) klärt die enge Verbindung zwischen Pranayama und Bindu:

„Wenn der Geist fest ist, ist auch der Atem fest. Dadurch wird auch der Bindu unbeweglich. Durch die Unbeweglichkeit des Bindu entsteht immer auch Reinheit (skr. *sattva*) und die Unbeweglichkeit [oder Festigkeit] des Körpers (skr. *pinda*)" (4, 28, übers. FT).

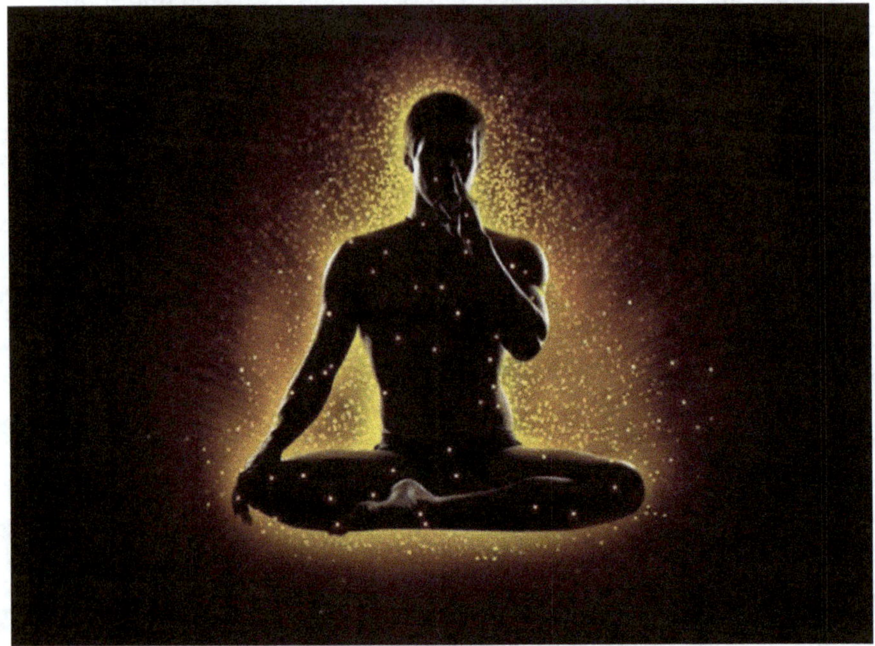

Pranayama. Quelle: Link[28].

Der Sanskritbegriff *pinda* wird an dieser Stelle üblicherweise als „Körper" übersetzt, bedeutet generell aber eine Masse in runder oder kugeliger Form. Pinda als „Kugeln" würde dem Satz eine andere Bedeutung geben: Wenn eine Kugel (Bindu) festgehalten werden kann, können alle anderen Kugeln (Pinda) auch festgehalten werden, was ein Zustand der Reinheit bzw. des Lichts (Sattva) ist. Damit wäre ein System aus Punkten oder Kugeln angesprochen, die miteinander verbunden sind, und die durch physische und konzentrative Praktiken zur Ruhe bzw. Unbeweglichkeit gebracht werden sollen.

Doch werden diese Kugeln nicht nur visualisiert, sondern auch als Lichterscheinung gesehen? Hier bleiben die Texte unklar. Ein seherischer Zusammenhang kann indirekt über die Assoziation der Bindus mit Mond und Sonne hergestellt werden. In der *Darshana-Upanishad* beispielsweise erscheint der Bindu als konzentrische Form, nämlich mit der Mondscheibe als Kern. Der Praktizierende, so steht geschrieben,

„soll mit seinen Augen an der Nasenspitze die Mondscheibe in der Mitte des Bindu, dem Turiyaka, sehen, von dem Nektar heruntertropft" (2-6).

Und in anderen Texten sind Sonne und Mond zuweilen Gegenstand des Sehens. In der *Advaya-Taraka-Upanishad* (Quelle: Link[29]) heisst es beispielsweise:

„Im Augenstern (skr. *taraka*, auch die leuchtende Form des Brahman), im Inneren der Augen, gibt es Abbilder von Mond und Sonne. Das Sehen der Sonnen- und Mondscheibe durch den Augenstern geschieht nachdem (der Yogi) erkannt hat, dass es diese Sonnen- und Mondscheibe nicht nur im Makrokosmos, sondern auch im Mikrokosmos des Äthers in der Mitte des Kopfes (des Yogis) gibt" (9).

Es ist umstritten, ob die in der *Hathayogapradipika* beschriebene sexuelle Praxis wirklich wörtlich zu nehmen, oder ob sie eher eine Metapher für die energetische Arbeit ist. Für Letzteres spricht, dass Sexualität in Yoga-Schriften zu jenen Handlungen gehört, die der Yogi grundsätzlich zu meiden oder zumindest einzuschränken hat (z.B. *Hathayogapradipika* 1, 63-64). In jedem Fall hat Bindu Yoga auch einen feinstofflich-meditativen Aspekt. Und wenn man anstelle der sexuellen und astrologischen Terminologie eine seherisch-abstrakte setzt, lässt sich Bindu Yoga beschreiben als eine Praxis, die sich auf zwei Arten von kreis- oder kugelförmigen Gebilden konzentriert, nämlich „weisse" (skr. *shukla*) und „dunkle" (skr. *rajas*), die zuweilen auch konzentrisch erscheinen können. Damit könnten die beiden Arten der Leuchtkugeln beschrieben sein. Die männliche Leuchtkugel hat einen hellen Kern, die weibliche einen dunklen, d.h. sie ist in der Mitte „getrübt", was gut zur eigentlichen Bedeutung des Sanskritbegriffs *rajas* („Färbung",

„Trübung") passt. Das „Einbehalten" dieser Bindus könnte die seherische Praxis des Festhaltens dieser Leuchtkugeln im Blickfeld
des Yogis sein. Der visuelle Aspekt von Bindu Yoga ist gegeben,
wenn die beiden Bindus in den Augen oder auch zwischen den
Augenbrauen verortet werden, wo der Blick in diversen Mudras
hingeht (*Yogashikha-Upanishad* V, 29-25).

13
Chakras, Nadis, Kundalini

Die Begriffe Chakra, Nadi und Kundalini sind in der westlichen
Spiritualität weit bekannt. Bereits in den Yoga-Upanishaden
(Ayyangar 1938) werden sie für die Zentren (skr. *cakra*), die
Energiebahnen (skr. *nadi*) und die transformatorische psychophysische Energie (skr. *kundalini*) des feinstofflichen Körpers gebraucht. Die Nadis, so heisst es in der *Shiva Samhita,* „sind feinstoffliche Transportwege der Sinneseindrücke und kontrollieren
die Atembewegungen. Ausserdem regeln sie die motorischen
Funktionen" (2, 31). Durch yogische Praktiken sollen die Nadis
gereinigt und die im Wurzel-Chakra (Muladhara) wie eine Schlan-
ge zusammengerollte Kundalini erweckt werden. Die Kundalini
soll entlang der Sushumna – der zentralen Nadi, die entlang der
Wirbelsäule verläuft – aufsteigen, dabei die diversen Chakras und
deren Kräfte aktivieren und schliesslich mit dem Scheitel-Chakra
(Sahasrara) verschmelzen und dem Yogi das reine, befreiende Bewusstsein schenken.

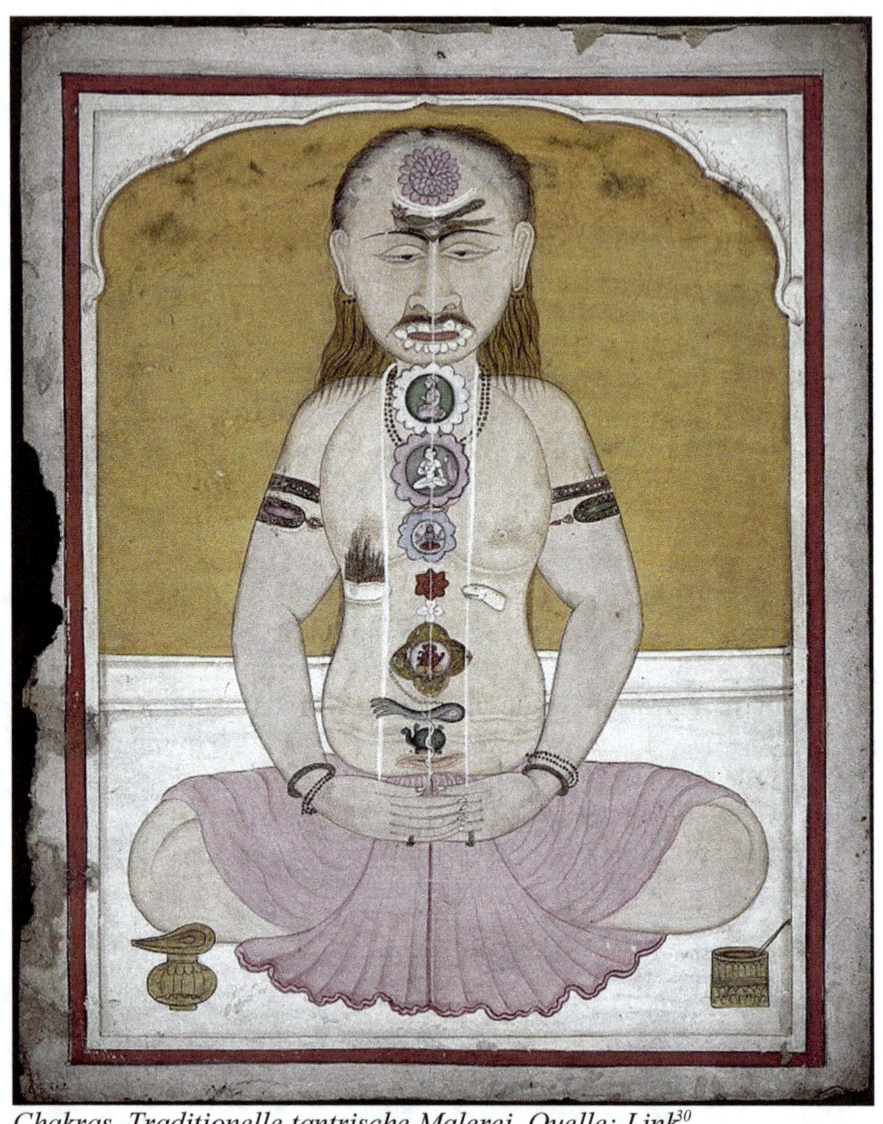

Chakras. Traditionelle tantrische Malerei. Quelle: Link[30].

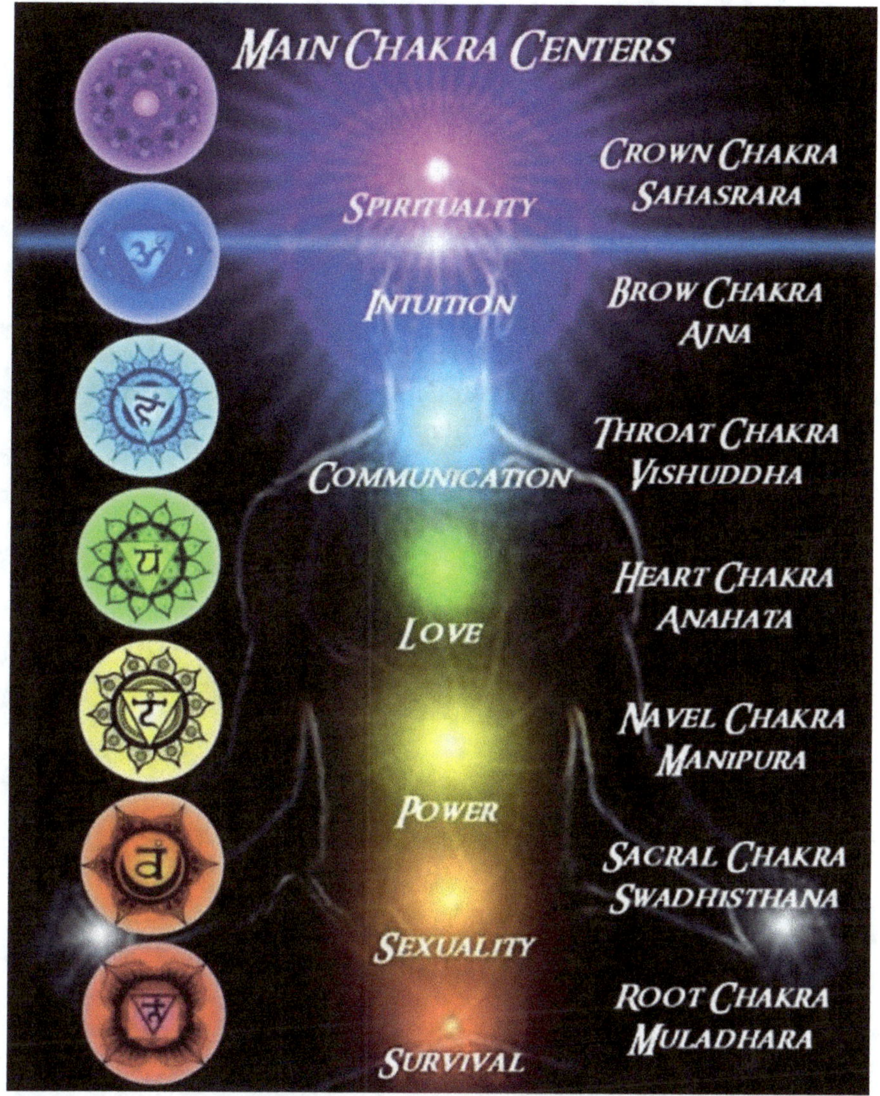

Chakras: Moderne Darstellung. Quelle: Link[31].

Chakras werden üblicherweise sehr bildlich dargestellt, nämlich als Lotusblüten, umgeben von einer bestimmten Anzahl Blütenblättern und mit Silben und geometrischen Formen im Zentrum. Der Sanskritbegriff *cakra* jedoch zeichnet ein simpleres Bild:

Chakra bedeutet „Rad". Das Rad ist rund und hat eine Nabe, d.h.
dem Begriff nach haben wir es bei den Energiezentren mit einer
Kern-Umkreis-Struktur zu tun. Manche frühen Darstellungen zeigen Chakras denn auch als simple Kreise oder Scheiben mit Kern.
In den Yoga-Upanishaden werden die Chakras generell als leuchtend, strahlend und lichtvoll beschrieben (z.B. *Yogachudamani-
Upanishad* 6-11; *Yogashikha-Upanishad* VI, 22-32). In dem wohl
einflussreichsten Grundlagentext über Chakras, die von Sir John
Woodroffe (1865-1936) alias Arthur Avalon übersetzte *Shatchakranirupana* (Quelle: Link[32]) ca. 16. Jh., werden sie mit der Sonne,
dem Vollmond, mit Gold und Blitzen verglichen. Andere Beschreibungen wiederum kombinieren ihre Lichtnatur mit der Kon-
zentrik. So heisst es in der *Dhyana-Bindu-Upanishad* über das
Herz-Chakra (hier nicht Anahatta, sondern der achtblättrige Lotus
etwas unterhalb davon):

„In seiner Mitte ist die Sonne und in der Mitte der Sonne ist der Mond;
in der Mitte des Mondes ist Feuer; in der Mitte des Feuers ist Glanz; in
der Mitte des Glanzes ist der Sitz, umgeben von diversen Edelsteinen"
(25-39).

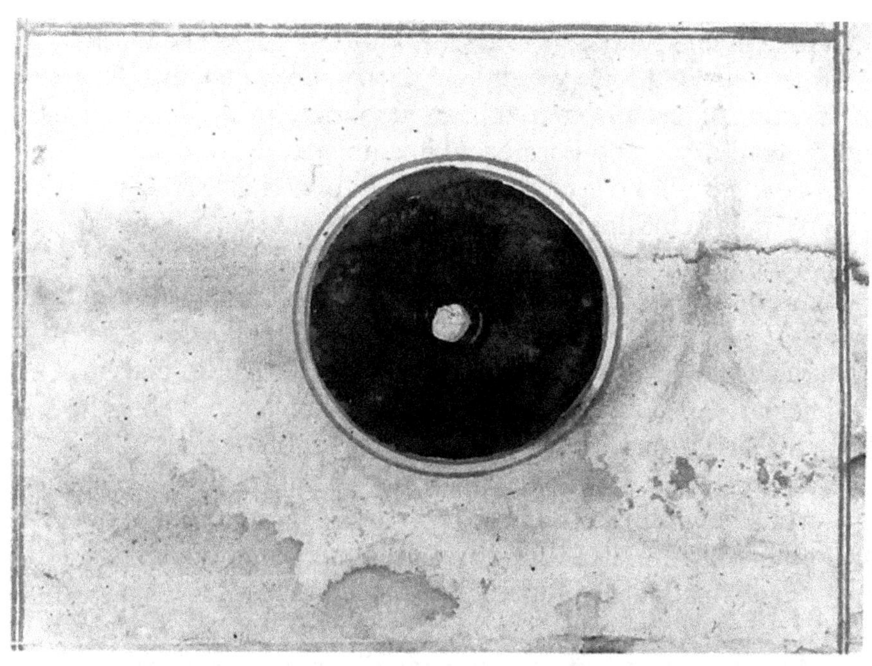

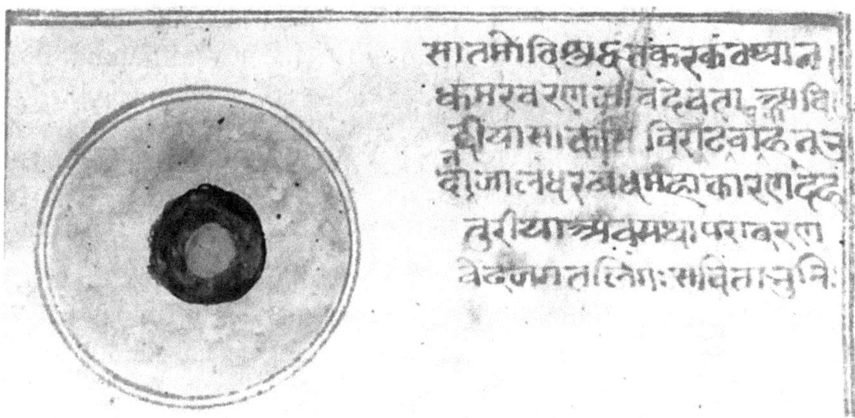

*Frühe Bilder auf Schriftrollen stellen die Chakras als „Energiewirbel"
bzw. konzentrische Kreise dar. Abstrakte meditative Bilder der Chakras.
Quelle: Moojerjee 1986.*

Chakras lassen sich also wie Leuchtkugeln als runde, konzentrische und leuchtende Gebilde verstehen. Doch werden sie auch als
solche gesehen? Die Praxis der Meditation über Chakras ist eher

imaginativ denn seherisch. Die *Gorakshashataka* (Quelle: Link [33])
S. 78-83 beispielsweise weist die Praktizierenden an, die Chakras
im Inneren zu visualisieren, d.h. an bestimmten Körperstellen als
bestimmte Farben und Formen zu imaginieren. Und in der *Gheranda Samhita* wird der tausendblättrige Lotus (Sahasrara) mit in-
nerem Lotus und Silben auf den Blütenblättern imaginiert (6, 9-
12). Solche Visualisationen können jedoch von Lichtvisionen begleitet sein. Die *Shatchakranirupana* (Quelle: Link [34]) erklärt, dass
der Yogi während der erfolgreichen Meditation über das Stirn-
Chakra (Ajna) „in der Mitte (des Dreiecks im Chakra) und im
Raume darüber deutliche leuchtende Feuerfunken" erkennt (36).
Er sehe „dann auch das Licht, das in Gestalt einer lodernden
Flamme erscheint. Es strahlt wie die klar leuchtende Morgensonne
und erglüht zwischen Himmel und Erde" (37). Auch einzelne Yogis beschreiben Lichtvisionen im Zusammenhang mit den Chakras. Gorakhnath hat in seinem Amaraughasana („Unsterblicher
Fluss") Visionen beschrieben, die wie feuriger Glanz (skr. *tejas*)
oder wie die spitz zusammenlaufende Flamme einer Kerze aussehen. Diese Lichter erscheinen, wenn die Kundalini aufsteigt und
dabei die Chakras aktiviert. Konzentriert sich der Meditierende
auf das blaue Licht des Ajna-Chakra, könne er „Stränge von ko-
gnitiver Energie, die subtiler ist als der hundertste Teil einer Haar-
spitze" sehen. Dieses Licht würde sich zu einem Punkt, Bindu,
kondensieren, aus dem Brahmarandhra (die Öffnung am Scheitel)
entstehe (Silburn 1988; nach Nicholson 2011). Auch Abhinavagupta (10. Jh.) berichtet in seiner *Tantraloka* von farbigen Lichtern, die durch die Meditation und Aktivierung der einzelnen Chakras ausgelöst werden. Spezifischer beschreibt er eine rundliche
visionäre Erscheinung als „Bauch eines Fisches" bzw. als bleicher
durchschimmernder Ballon (Silburn 1988; nach Nicholson 2011).

Klarer liegt der Fall bei den Nadis. Auch die Nadis, insbesondere
die Sushumna, werden leuchtend beschrieben, z.B. „strahlend wie
die Sonne" (*Mandalabrahmana-Upanishad* II, 6-7; vgl. *Brahma-
vidya-Upanishad* 10-11). Zudem sind die Nadis konzentrisch auf-
gebaut. In der Sushumna, so heisst es in der *Shiva Samhita*, „be-
finden sich wiederum andere Energiekanäle, die dieser unterge-

98

ordnet sind" (2, 16), nämlich die Chitra und darin die Brahmaran-
dara (2, 18-20). Ausführlicher ist die *Shatchakranirupana* (Quelle:
Link[35]). Im Inneren der Sushumna sei die Vajra, darin die Chitrini
und in dieser die Brahma-Nadi, „schön wie eine Blitzkette, zart
wie eine (Lotos-) Faser, und strahlt im Geiste der Weisen" (1-3).
Gleichzeitig ist die Sushumna auch sichtbar. Die *Dhyana-Bindu-
Upanishad* beschreibt eine Technik, die Pranayama und die Meditation über Pranava (Om) umfasst. Dadurch „wird die glücksver-
heissende Sushumna-Nadi gesehen, ähnlich einer Faser des Lo-
tusstängels (filigrane, weisse Faser), die vom Muladhara (Chakra)
ausgeht" (94-106). Und die *Yogashikha-Upanishad* versichert, das
„Sehen der mittleren Nadi" (Sushumna) sei genauso befreiend wie
das Besuchen von Shri-Shaila, das Sterben in Benares und das
Trinken des Wassers von Kedara (VI, 41-46). Denn die Brahma-
Nadi (Sushumna) wirft „die phänomenale Welt und ihre Reaktionen in den Hintergrund", wodurch Brahman-Kenntnis und Befreiung erlangt wird (I, 123-126).

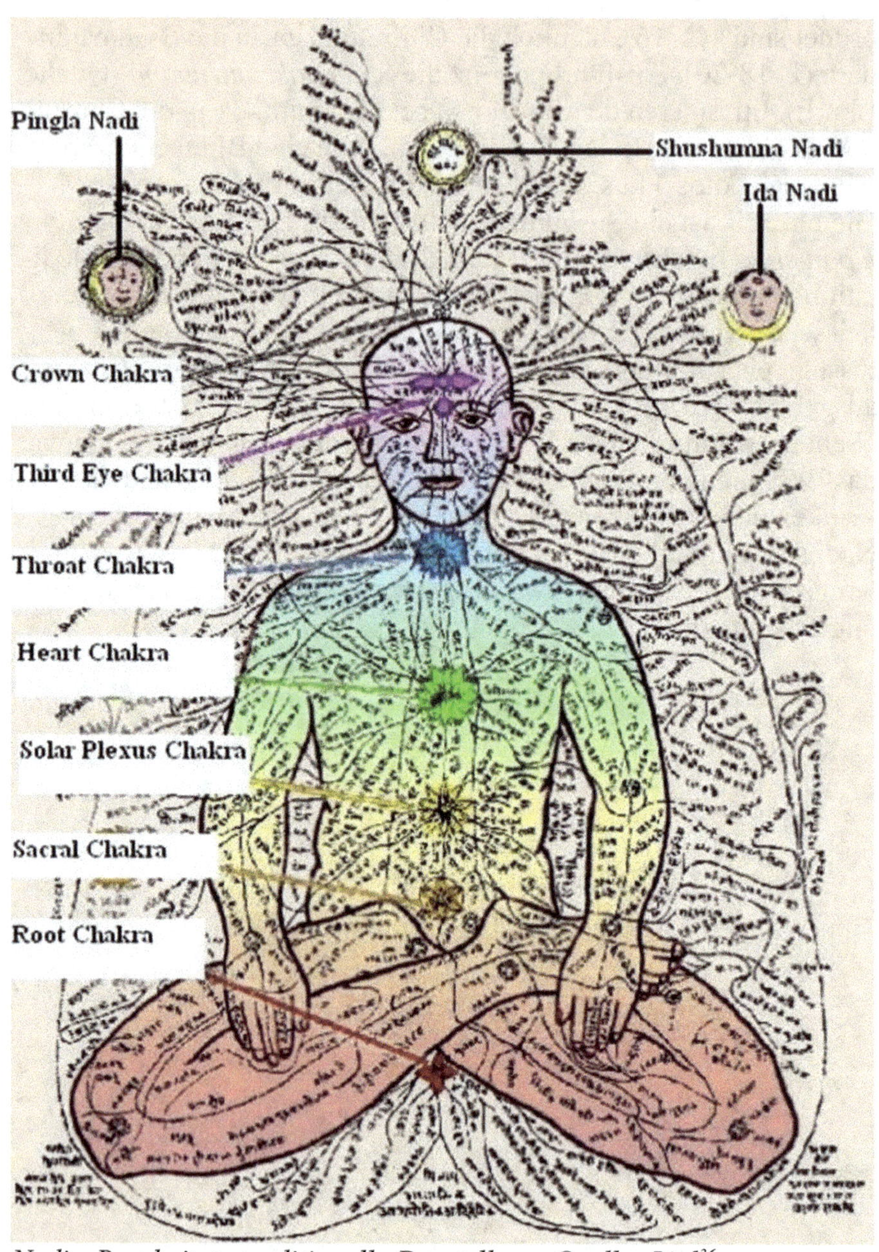

Nadis. Bearbeitete traditionelle Darstellung. Quelle: Link[36].

Ähnlich wie die Sushumna wird die Kundalini beschrieben. In der *Mandalabrahmana-Upanishad* heisst es, die Kundalini sei „strahlend wie Myriaden von Blitzlichtern und fein wie die Faser eines Lotus-Stängels ... Durch das Sehen (des Äthers in der Kundalini) werden alle Unreinheiten gesühnt" (II, 6-7; so auch in der *Advaya-Taraka-Upanishad* 5). Die *Shiva Samhita* erklärt, die Kundalini „leuchtet durch ihr eigenes Licht", sie sei „voller Energie, wie brennendes Gold" (5, 56-59) und „verweilt dort (im Wurzel-Chakra), brillant leuchtend wie der herbstliche Mond. Sie hat die Leuchtkraft von Millionen Sonnen und die Kühle von Millionen Monden" (5, 61). Und in der *Shatchakranirupana* (Quelle: Link [37]) steht:

> „Wie die Spirale einer Muschelschale windet sich ihr leuchtender und schlangenförmiger Leib dreieinhalbmal um den Shiva, und ihr Glanz ist so heftig wie das grelle Aufzucken eines frischen gewaltigen Blitzes. Ihr lieblich raunendes Geflüster klingt wie das unbestimmbare Summen eines liebestrunkenen Bienenschwarmes. ... [Sie] leuchtet in der Höhle des Wurzel (Mula-)Lotos wie eine Kette funkelnder Lichter" (10-11).

Ob die Kundalini direkt gesehen werden kann, ist aus den Texten wiederum weniger klar. Doch wie im Fall der Aktivierung der Chakras ist beim Aufstieg der Kundalini mit begleitenden Lichtvisionen zu rechnen. Gopi Krishna (1903-1984) beispielsweise, der das westliche Interesse an Kundalini Yoga weckte, berichtet in seinem autobiografischen Werk *Kundalini* über die Visionen des inneren Lichts, die er während der Erweckung seiner Kundalini erfahren hat. So sah er einen Lichtstrahlen aussendenden Lotus; einen Lichtstrom, der durch die Wirbelsäule in den Kopf stieg; er sah sich umgeben von einem Lichtschein und Lichtwellen; und er erfuhr sein Bewusstsein als ausgedehnten Lichtkreis (Gopi Krishna 2009).

14
Der Yoga des Sehens

Die bisherigen Ergebnisse zeigen, dass zentrale feinstoffliche Realitäten des Yoga nicht nur Gegenstand des inneren Fühlens und Hörens sind, sondern auch des inneren Sehens. Doch ist das Sehen mehr als nur die Frucht yogischer Bemühungen? Kann es auch ein Weg sein, um das Höchste zu realisieren?

Patanjalis *Yogasutra* (Vivekananda 1995) liefert erste Hinweise. Zwar gehört die Wahrnehmung von Licht sowie die Fähigkeit zu leuchten auch hier zu den Kräften (skr. *siddhi*), die durch Yoga erlangt werden (3, 41 und 44). Doch Patanjali empfiehlt u.a. auch die Meditation über das Licht (skr. *jyotishmati*, 1, 36), um die Wellen bzw. Fluktuationen des Chitta zurückzuhalten. Denn Yoga gilt hier als das „Zurückhalten der Gedankenwellen" (skr. *yogashcittavrttinirodah*, 1,2). Patanjali führt die Meditation über das Licht an dieser Stelle nicht weiter aus (vgl. Jha 1907). Später heisst es, dass man die Siddhas sieht, wenn man sich „auf das vom Kopf ausstrahlende Licht" (skr. *murdhajyotis*) konzentriert (3, 33). Es handelt sich also um ein inneres Licht. In diesem Zusammenhang könnten die Siddhas (dt. „die Perfekten") – üblicherweise eine Klasse von Geistwesen zwischen Himmel und Erde – hier für entoptische Erscheinungen stehen, z.B. für die „perfekte", d.h. runde Form der Leuchtkugeln, die im inneren Licht erscheinen. In der *Shiva Samhita* wird dieses Licht in der Mitte der Stirn verortet. Wenn der Yogi unablässig darüber meditiert, so heisst es, „sieht er die Siddhas und Eingeweihten" (5, 46).

Möglicherweise nimmt Patanjali also vorweg, was später als Shambhavi Mudra bekannt ist. Shambhavi Mudra ist zunächst eine bestimmte Augenstellung, meist zur Mitte der Augenbrauen

oder auch zur Nasenspitze. Teilweise wird die Mudra kombiniert
– oder synonym verwendet – mit dem Khecari Mudra. Generell
bezeichnet Khecari Mudra die Stellung der Zunge zum Gaumen,
wobei aber auch die Augen bzw. der Blick zwischen die Augenbrauen oder auf die Nasenspitze fixiert wird. Gemäss der *Sandilya-Upanishad* wird Khecari Mudra dann erfolgreich ausgeführt,
wenn

> „der Yogin mit seiner Vision nach innen und seinen mentalen
> Funktionen und Lebenshauch komplett ruhend sehend und zugleich
> nicht sehend ist, sowohl nach aussen wie nach unten, die Pupille seiner
> Augen vollkommen bewegungslos" (I, 7, 15-16).

Zentral ist, dass durch diese Mudras innere Lichter gesehen werden können. In der *Sandilya-Upanishad* heisst es etwa, die Pupil-
len der Augen sollen „in der Richtung des Lichtes fixiert" werden
(d.h. in der Mitte der Augenbrauen) (I, 7, 17). Die *Hathayogapradipika* (Quelle: Link [38]) bezeichnet den Ort zwischen den Augenbrauen auch als „Shivas Platz" und „Turya" – der vierte und
höchste Bewusstseinszustand (*Hathayogapradipika* 4, 48). Durch
diese Mudras werde ein inneres Objekt (skr. *antar lakshya*) wahrgenommen, nämlich ein Licht (skr. *jyotis*) (4, 36-39). Die Pradipika erklärt:

> „Wer mit halb geschlossenen Augen und ruhigem Geist, die Augen auf
> die Nasenspitze gerichtet, Sonne und Mond zur Auflösung bringend
> durch regungslosen Zustand, der erreicht den strahlenden,
> vollkommenen Samen von allem in der Form eines Lichtes, die höchste
> Wahrheit, jenen Ort der erhabensten Realität" (4, 41).

Etwas systematischer geht die *Gheranda Samhita* (Quelle: Link [39])
vor. Sie unterscheidet die „Lichtmeditation" (skr. *jyoti dhyana*
oder *tejas dhyana*) von der Meditation auf grobstoffliche (skr.
sthula dhyana) und feinstoffliche (skr. *sukshma dhyana*) Objekte
(6, 1). Als Lichtmeditation gilt die Meditation über das Licht des
Jivatman im Wurzel-Chakra (Muladhara) oder über das Licht des
Om in der Mitte der Augenbrauen:

„In der Mitte der Augenbrauen meditiere über das Feuer mit einer
feinen Ausstrahlung, dessen Strahlen Pranava (Om) sind und welches
jenseits der Reichweite unseres Verstandes ist. Das ist wirklich
Tejodhyana" (6, 17).

Zuweilen werden diese inneren Lichter mit anderen Begriffen um-
schrieben. Diese liefern Informationen zur Form der Lichter, die
meistens als rund beschrieben werden. Gemäss der *Sandilya-Upanishad* soll der Yogi während Pranayama „seinen Blick in die
Richtung der Nasenspitze lenken und dabei mit seinen Augen die
Mondscheibe, aus der Nektar fliesst, in der Mitte der Augenbrau-
en sehen" (I, 5, 2). Die *Gorakshashataka* (Quelle: Link [40]) berichtet von der „Gottheit ähnlich einer glänzenden Perle in der
Mitte beider Brauen" über die der Yogi meditiert, während er seinen Blick auf die Nasenspitze gerichtet hält (84). Nach der *Shiva
Samhita* (Quelle: Link [41]) ist es „ein Feuer …, leuchtend wie
Blitze", das der Yogi wahrnimmt, wenn er über das Auge Shivas
in der Mitte der Stirn (skr. *rudraksha*) meditiert, um seine Sünden
zu tilgen und das höchste Ziel zu erreichen (5, 45). Und in der
Gheranda Samhita, wo Shambhavi Mudra als einer von sechs
unterschiedlichen Wegen zu Samadhi beschrieben wird, heisst es:

„Führe Shambhavi Mudra (Blick zum Punkt zwischen den
Augenbrauen) aus und nimm den Atman wahr. Sobald du das Brahman
in einem Punkt (oder mehreren Punkten) (skr. *bindubrahmamayam*)
siehst, richte den Geist darauf" (7, 7).

Die *Mandalabrahmana-Upanishad* schliesslich zählt mehrere
Lichtvisionen als Ausdruck für die erfolgreiche Ausführung von
Shambhavi Mudra auf:

„Zuerst wird etwas gesehen, das wie ein Stern aussieht; dann, was wie
ein geschliffener, funkelnder Diamant aussieht. Dann was wie die
Scheibe des Vollmondes aussieht. Dann was wie das kreisförmige
Leuchten von Edelsteinen aussieht. Dann was wie der Glanz der
Mittagssonne aussieht. Dann wird als nächstes ein flammender
Feuerring gesehen" (B2, I, 9-10).

Ein anderer zentraler Begriff für den Yoga des Sehens ist Taraka. Der Sanskritbegriff *taraka* bedeutet „das, was hinübersetzt". Er kann also für das Boot, aber auch für den Stern, die Pupille und für das zum Brahman führende Licht zwischen den Augenbrauen verwendet werden. In der *Mandalabrahmana-Upanishad* und der *Advaya Taraka Upanishad* (Quelle: Link [42]) wird Taraka näher erklärt. Der Yogi soll

> „auf das Taraka blicken. Dieses Boot ist das Brahman, das in der Mitte
> der Augenbrauen in der Form eines Glanzes der Höchsten Existenz,
> Bewusstsein und Glückseligkeit (skr. *satchidananda*) gesehen wird"
> (*Mandalabrahmana-Upanishad* II 3-4; vgl. *Advaya-Taraka-Upanishad*
> 2).

Die beiden Upanishaden unterscheiden drei Arten des Sehens (skr. *lakshya*) auf subtile Lichterscheinungen, um Taraka zu realisieren (*Mandalabrahmana-Upanishad* II, 5-14; *Advaya-Taraka-Upanishad* 5-7): Erstens das „innere Sehen", d.h. die Konzentration auf die strahlende und filigrane Kundalini (vgl. oben, Chakras/Kundalini). Zweitens das „äussere Sehen", d.h. die Konzentration auf eine Reihe von farbigen Lichtern in kurzer Entfernung vor der Nase sowie auf „glänzende Strahlen, funkelnd wie geschmolzenes Gold" beim Blick gegen den ätherischen Himmel (skr. *vyoman*: „Himmel", „Luft"). Diese Erscheinungen bedeuten, dass ein Praktizierender ein Yogi wird (*Advaya-Taraka-Upanishad* 6). Und drittens gibt es das „mittlere Sehen": Zur Morgendämmerung sieht der Yogi „etwas wie die grosse Sonnenscheibe, glänzend mit bunten Farben und wie ein grosser Flächenbrand und wie die diffuse mittlere ätherische Region (skr. *antaraksha*) ohne solche Strahlung" (7).

Aus den Texten geht hervor, dass sich diese drei Arten des Sehens auf ätherische Erscheinungen beziehen. Im indischen Verständnis ist der Äther das fünfte und feinstoffliche der Elemente. Die *Mandalabrahmana-Upanishad* unterscheidet fünf Arten von Äther, von denen mit Ausnahme der ersten alle als hell bzw. glänzend beschrieben werden (B IV, 1-4). Bereits zuvor wurde etwa die kosmische Schnur mit dem Äther identifiziert oder der Äther in der Kundalini verortet (siehe oben). Andererseits heisst es in der *Yoga-Tattva-Upanishad*, wo die fünf Elemente fünf unterschiedlichen Körperregionen zugeordnet werden, dass der Äther sich von der Mitte der Augenbrauen bis zum hinteren Ende des Schädels erstrecke (84-104). Äther kann also sowohl die feinstoffliche Substanz der Lichterscheinungen sein, als auch der Raum für diese Lichterscheinungen. Die drei Arten des Sehens könnten sich also auf den vorderen Schädel (inneres Sehen), den hinteren Schädel (äusseres Sehen) und den mittleren Schädel (mittleres Sehen) beziehen. Die Upanishaden betonen jedoch das innere Sehen am vorderen Schädel. Als Taraka Yoga gilt ausdrücklich der Blick auf die Stelle zwischen den zwei Augenbrauen. Dadurch manifestiert sich das innere Licht, und die Yogini erhält übernatürliche Kräfte (skr. *siddhi*). Dies wird das wahre Shambhavi Mudra genannt, durch das „die Welt geheiligt" wird (*Advaya-Taraka-Upanishad* 11-12; vgl. *Mandalabrahmana-Upanishad* B III, 5). Wenn die Yogini unaufhörlich durch Taraka Yoga ein Leuchten vor der Stirn sieht, wird sie selbst diese leuchtende Form und damit eine Vollendete (skr. *siddha*) (*Advaya-Taraka-Upanishad* 5).

Die beiden Upanishaden erklären auch die Natur des Taraka-Sehens näher. Es handelt sich um ein inneres Sehen, das sowohl körperlich wie unkörperlich ist. Damit sich Taraka und damit Brahman manifestieren kann, so legt die *Advaya-Taraka-Upanishad* nahe, müssen sich Auge, Geist und Selbst verbinden:

„So wird deutlich, dass das Brahman aus weissem Glanz besteht. Dieses Brahman kann erkannt werden durch das Sehen mit dem Auge, unterstützt durch den Geist" (10).

Die *Mandalabrahmana-Upanishad* nennt ebenfalls eine körperliche und eine unkörperliche Form des Taraka. Das körperliche Sehen sei auf den unteren Chakras aktiv, das unkörperliche setze beim Stirn-Chakra (Ajna) ein und erstrecke sich zum tausendblättrigen Lotus (Sahasrara) (III, 1). Dieses zweite Taraka führe zum vollständigen Shambhavi Mudra (III, 3-4). Die Upanishad systematisiert auch das körperliche Sehen in Bezug auf die Stellung der Augenlieder, wobei die Meditation mit offenen Augen bevorzugt wird:

„Es [das Licht] mit geschlossenen Augen zu schauen ist das Ama-(Neumond)-Sehen (Ama-Vasya); mit halboffenen Augen ist es das Pratipad-(Halbmond)-Sehen; und mit voll geöffneten Augen das Purnima-(Vollmond)-Sehen. Von diesen sollte Purnima praktiziert werden. Das Sehobjekt ist auf der Spitze der Nase. Dann wird tiefe Dunkelheit an der Wurzel des Gaumens gesehen. Durch konstante Praxis wird ein Strahlen in der Form einer unteilbaren weiten Sphäre gesehen. Dies allein wird zum Brahman von Sein, Bewusstsein und Glückseligkeit (Satcidananda)" (B2, I, 6-7).

Schliesslich lässt sich der Yoga des Sehens auch über die Augenreinigungsübung Trataka näher bestimmen. In der *Gheranda Samhita* wird Trataka folgendermassen beschrieben:

„Ohne Zwinkern sollte man eine Minute auf ein Objekt starren, bis die Augen anfangen zu tränen. Dies nennen die Weisen Trataka. Indem man dieses Trataka ständig übt, gelingt Shambavi Mudra viel leichter, Augenkrankheiten werden geheilt und die Sehfähigkeit geschärft" (1, 52-53; vgl. *Hathayogapradipika* 2, 31; Quelle: Link[43]).

Trataka gilt als Reinigung der Augen und Behandlung von Augenstörungen. Doch die „Sehfähigkeit" (skr. *divyadrshtih*) bedeutet wörtlich übersetzt das „göttliche Sehen", womit das Sehen des inneren Lichts sowie die Entwicklung des inneren Sehsinns gemeint sein könnte. Denn einerseits ist Trataka auch eine Vorbereitungsübung für Shambhavi Mudra und fördert somit das innere Sehen. Andererseits ist das „göttliche Sehen" im indischen Kulturraum generell die Fähigkeit von Göttern und vollendeten Yogis, ihren Blick ruhig zu halten und statt mit den Augen mit dem inneren oder dritten Auge zu sehen (vgl. Gonda 1969). Arjuna in der *Bhagavadgita* beispielsweise brauchte „göttliche Augen" (skr. *divyam chakshuh*), um Krishna in seiner universellen Form zu schauen (*Mahabharata 6, 35;* Quelle: Link[44]).

Zudem kann Trataka sowohl auf äussere materielle, wie auch innere feinstoffliche Objekte angewendet werden. Und selbst unter den äusseren Objekten werden leuchtende als besonders bedeutsam hervorgehoben, da dadurch Nachbilder und damit generell die Erfahrung des inneren Lichts gefördert werden (Yogeshwar 1983). Es werden drei Stufen des Erfolgs bei Trataka unterschieden: erstens die Grundübung des Schauens eines Objekts ohne Augenbewegung und Blinzeln; zweitens das Hell- oder Klarsehen; und drittens die „göttliche Sicht". In dieser dritten Stufe, die wohl mit Shambhavi Mudra gleichgesetzt werden kann, manifestieren sich wiederum innere Lichter (vgl. Saraswati 2005/1963).

Verglichen mit dem inneren Hören fristet das Sehen innerhalb des Yoga ein Schattendasein. Dennoch gibt es auch in der modernen und heutigen Zeit hier und da Hinweise auf einen Yoga des Sehens. So im Surat Shabd Yoga der dem Sikhismus nahestehenden indischen Reformbewegung Sant Mat (ab. 19. Jh.). Hier wird nicht nur über den „inneren Klang", sondern auch über das „innere Licht" meditiert. Das „Licht" bzw. diverse farbige Lichter, abhängig von der Stufe der Meditation, sollen im Inneren des Menschen gesehen werden können und werden sowohl mit dem Menschen, als auch mit Gott identifiziert. Dazu bedarf es allerdings – wie in traditionellen yogischen Kreisen üblich – der Initiation durch den Guru sowie die Hingabe an ihn (Kirpal 1971). Eine etwas andere Interpretation der inneren Lichterscheinungen finden wir in der Mai-Ausgabe des *Yoga and Total Health*-Magazins von 2008 (Quelle: Link[45]). Hier berichtet eine Praktizierende von zahlreichen weissen Flecken vor ihren Augen, die sie bei der Konzentration stören. Ein Yogi erklärt, dass diese Flecken diverser Grössen, Formen und Farben mentale Modifikationen, d.h. einen aufgeregten Geist widerspiegeln. Sie seien bei Anfängern der Konzentration verbreitet. Die kleinen weissen Punkte seien die primären Manifestationen mentaler Aktivitäten und könnten am besten kontrolliert werden. Die Kunst der Konzentration sei es, diese Hindernisse gewähren zu lassen, mehr noch, sich auf einen dieser Punkte zu konzentrieren.

15
Fazit: Die Leuchtstruktur im Yoga – und darüber hinaus

Subjektive visuelle Erscheinungen sind Teil der indischen Kultur. Wie in der westlichen Medizin könnten manche dieser Erscheinungen für Störungen in den Augen gehalten worden sein. Im *Shalakya Tantra*, einem Werk der ayurvedischen Augenheilkunde, entspricht die „nicht-klare Sicht" möglicherweise den „Glaskörpertrübungen" oder Leuchtstruktur Mouches volantes. Wie im Westen gilt diese Sicht als Symptom für andere Störungen oder Erkrankungen der Augen und des Organismus (Tausin 2010c). Und wie in der westlich-christlichen Spiritualität (Tausin 2019) sind subjektive visuelle Lichterscheinungen in Indien Bestandteil der spirituellen Erfahrungen und der Übungen. Erklärbar sind diese Erscheinungen durch die veränderte Wahrnehmung in intensiveren Bewusstseinszuständen. Bewusstseinsverändernde Praktiken lassen sich bereits für die Zeit der Veden und älteren Upanishaden annehmen, z.B. für das Soma-Ritual (Tausin 2012c, 2012d, 2012e). Diese Praktiken könnten sich aus einem älteren indischen Schamanismus entwickelt haben (vgl. Harvey/Wallis 2007; Witzel 2003; Stutley 2003). Auch der Yoga lässt sich als Fortführung schamanischer Praktiken verstehen (Kent 2004). Yoga ist insofern eine Ekstasetechnik (Eliade 1957), als die Praktizierenden ihre psychophysische Kraft erhöhen, was sich durch Hitze (skr. *tapas*) und Zittern ausdrücken und bis zur Ekstase steigern kann. Die *Gheranda Samhita* beispielsweise schreibt von drei Anzeichen des erfolgreichen Pranayama:

„Das einfachste Pranayama gibt Wärme, das gemässigte bewirkt Zittern in der Wirbelsäule und das höchste Pranayama bewirkt Levitation. Erfolg im Pranayama wird durch diese drei Erfahrungen charakterisiert"
(5, 56).

Levitation könnte hier eine Form des schamanischen „Seelen-flugs" und damit eine Folge der Ekstase sein. Auf physiologischer Ebene lässt sich die Ekstase als intensives prickelndes Ganzkör-pergefühl beschreiben, bei dem sich die Körperhaare sträuben. Zittern und Prickeln gehören denn auch zu den körperlichen Sym-ptomen, die z.B. Abhinavagupta bei der Vision des Sahasrara-Chakra nennt (4, 133) (Silburn 1988; nach Nicholson 2011). Und das intensive Körperprickeln (skr. *hrsh, pulaka* oder *romancita*) hat nicht nur im Ayurveda und der „Wissenschaft der körperlichen Liebe" (Kamashastra) eine Bedeutung. Im Bhakti-Yoga gilt es als Reaktion auf die Präsenz der Gottheit und die Hingabe an sie (Tausin 2009). Doch nicht nur Körperstellungen, Atemübungen und Konzentration erhöhen die Energie oder das Licht im Yogi. Im vierten Buch des *Yogasutra* schreibt Patanjali, dass auch be-wusstseinsverändernde Pflanzen dem Ziel des Yoga dienen kön-nen (4, 1). Welche Pflanzen das sind, wird nicht klar. Aber das Sanskritwort für diese Pflanzen, *oshadhi*, d.h. „Licht enthaltend", deutet auf eine visuell anregende bis halluzinogene Wirkung. Spu-ren des Schamanismus finden sich schliesslich auch in den durch den Yoga erlangten Kräften (skr. *siddhi*). Zu den oft genannten Siddhis (z.B. *Yogatattva-Upanishad* 72-81; Quelle: Link[46]) gehören etwa Klarsichtigkeit und Klarhörigkeit, Transformation in jede er-denkliche Form und Grösse sowie das Überwinden grosser Di-stanzen oder das Bewegen durch den Äther. Diese Kräfte können als schamanische Visionen, Gestaltwandlung und Fliegen gedeutet werden. Doch während diese Kräfte den Schamanen helfen, in die Anderswelt zu reisen, Informationen zu beschaffen und Menschen zu heilen, gelten sie im Yoga eher als Nebeneffekte, die vom höchsten Ziel der Befreiung ablenken. Von einigen Asketen und Tantrikern etwa aus dem Kremationsplatz-Asketismus (z.B. die Kaula- und Kapalika-Traditionen) werden solche Kräfte aber auch bewusst gesucht und der kultischen Reinheit und Befreiung vorge-zogen (Michaels 1998; Flood 1996).

Lichterscheinungen (skr. *jyotis, taraka*) sind also eine Folge der yogischen Steigerung der inneren Kraft oder Hitze, vielleicht auch die Manifestation des inneren Glanzes oder inneres Lichtes (skr.

tejas). Die Verfasser der Yoga-Schriften charakterisieren das Absolute oder die feinstoffliche Realität wie Brahman, Atman, Om, Bindu, Chakras und Nadis mitunter als Lichterscheinungen. Oder sie fassen innere Lichter als Ankündigung und Begleiterscheinung solcher Realitäten auf. Häufig werden die inneren Lichter als leuchtende, teils auch konzentrische Kreis- oder Kugelformen, mitunter auch als Faden- oder Netzstrukturen beschrieben. Damit weisen sie zentrale Übereinstimmungen mit der Leuchtstruktur auf. Es ist wahrscheinlich, dass die Leuchtstruktur, neben anderen entoptischen Erscheinungen, Gegenstand des inneren yogischen Sehens war und ist. Ob das Sehen der Leuchtstruktur hingegen mit dem höchsten Brahman oder dem höchsten befreienden Bewusstseinszustand identifiziert werden kann, ist fraglich. Zwar ist es beispielsweise möglich, die Leuchtstruktur als Gegenstand der vier Meditationsstufen (Pratyahara, Dharana, Dhyana, Samadhi) zu verstehen (Tausin 2011). Doch nach yogischem Verständnis wäre das Sehen der Leuchtstruktur höchstens eine Meditation mit Eigenschaft (skr. *saguna dhyana*). Ein Zustand also, in dem noch Sinnesempfindungen vorherrschen, auch wenn es sich um feinstoffliche Objekte bzw. „Reinstoffe" (skr. *tanmatras*) handelt. Samadhi hingegen gilt als ununterbrochener Erkenntnisstrom jenseits der Subjekt-Objekt-Unterscheidung. Damit ist die Wahrnehmung von spezifischen Formen wie Kugeln und Fäden ausgeschlossen.

Doch auch als Erscheinung und Objekt der Meditation ist die Leuchtstruktur, wie die Ergebnisse in diesem Text nahelegen, eine bedeutsame spirituelle Wahrnehmung in Indien – und damit womöglich eine Inspirationsquelle für weitere Aspekte der indischen Kultur. So sind vollendete Yogis und Asketen für ihren ruhigen Blick bekannt, und auch von den Göttern heisst es, dass sie ihre Augen nicht bewegen und nicht blinzeln. Solche Vorstellungen könnten sich durch die Beobachtung von yogischen Sehern entwickelt haben, die ihre nicht mehr fliessende Leuchtstruktur mit dem Blick fixieren. Gleichzeitig gilt ein solcher Blick als sehr kraftvoll. Durch den Blick kann die Kraft bzw. das Licht des Yogi oder einer Gottheit auf andere Menschen übergehen. Ein gelebter

Ausdruck dieser Vorstellung ist die Praxis des Darshan, die visuelle Kommunikation mit dem Heiligen. Der Suchende empfängt den Segen durch den Blickkontakt mit einer Götterstatue, einem Guru oder Yogi (Eck 1985; Gonda 1969).

Auch in der Philosophie und der Kunst lassen sich Spuren der Leuchtstruktur feststellen. Kosmologische Modelle wie das Weltenei oder die Emanation der Tattvas aus dem Einen sind, wie gezeigt, mit Aspekten beschrieben worden, die auch auf die Leuchtstruktur zutreffen. Und die religiöse Kunst hat mit Yantras und Mandalas Diagramme mit Kern-Umkreis-Struktur hervorgebracht, die den inneren wie äusseren Kosmos abbilden und für die Meditation eingesetzt werden. Der Kern symbolisiert oft das reine Bewusstsein oder Bindu, während der Umkreis als manifestiertes Bewusstsein bzw. Welt gedacht wird. Ihre Energie wächst mit zunehmender Abstraktion an (Mookerjee 1971).

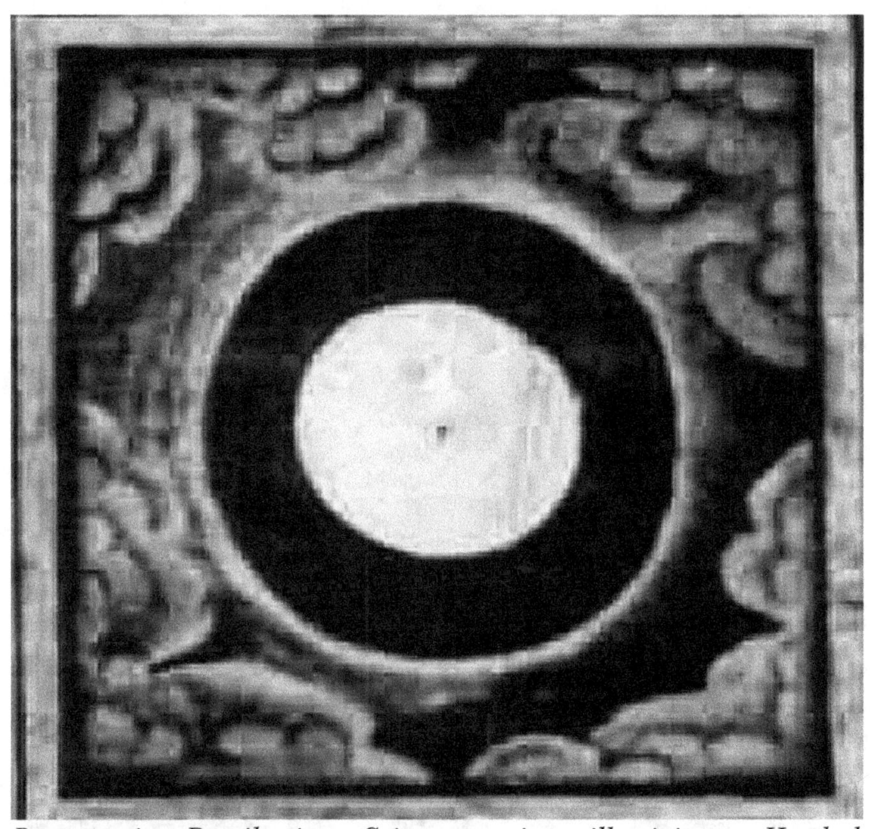

Bewusstsein. Detail einer Seite aus einer illuminierten Handschrift, Rajasthan ca. 18. Jh. Quelle: Mookerjee 1971.

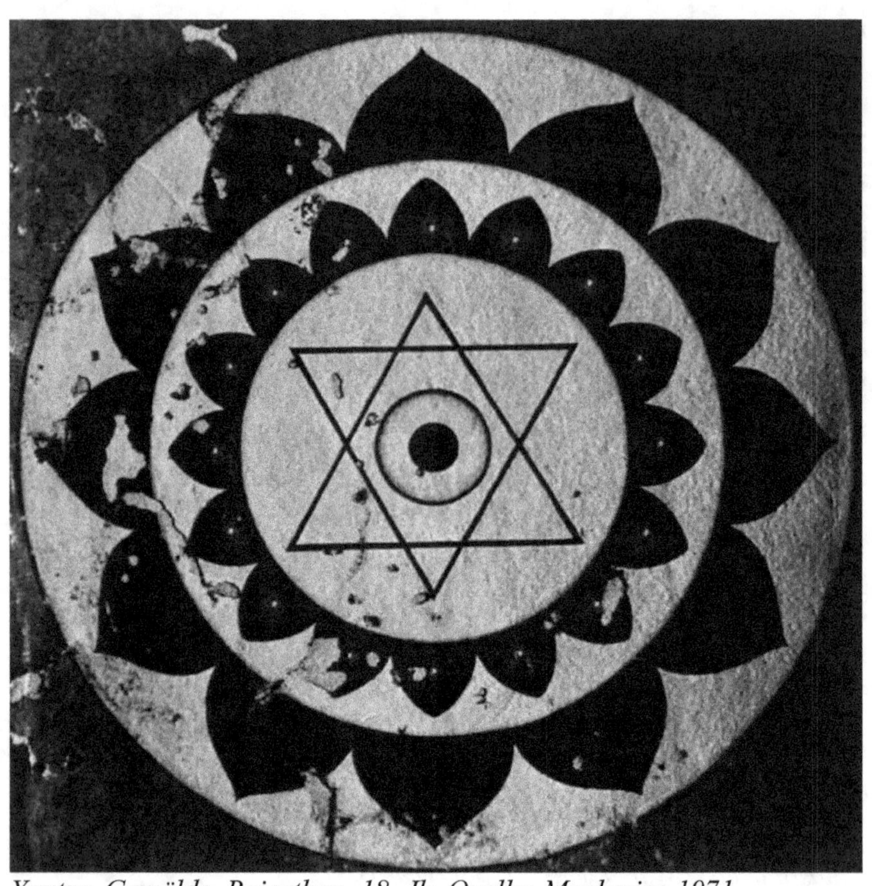

Yantra. Gemälde, Rajasthan, 18. Jh. Quelle: Mookerjee 1971.

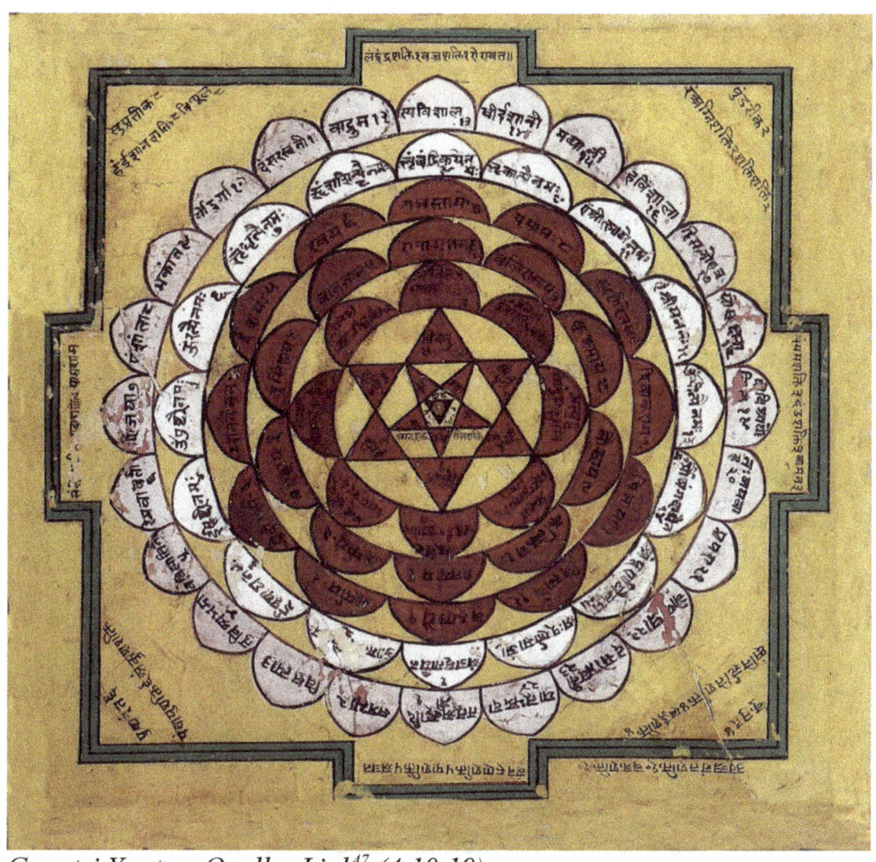

Gayatri Yantra. Quelle: Link[47] (4.10.19).

Diese Kern-Umkreis-Struktur lässt sich in drei Dimensionen auch im klassischen Tempelbau finden, wo Mandalas als Grundriss dienen. Zum Kern des Mandalas gehört das innerste Heilige (skr. *garbhagrha*), wo in der Dunkelheit Transformation durch Opfer geschieht. Über dieser „Mutterschosskammer" erhebt sich der zentrale Turm (skr. *vimana* oder *shikhara*). Beide werden von anderen Gebäuden und der umschliessenden Tempelmauer umgeben (Elgood 1999). In einer kleineren Dimension wiederholt sich das Kern-Umkreis-Muster im kultischen Sammelbecken für Opferflüssigkeiten, das oft in Tempeln installiert ist. Das Becken (skr. *yoni*) ist rund oder quadratisch. Aus dessen Mitte erhebt sich eine

115

steinerne Säule (skr. *linga*), über der die Opfergaben ausgegossen werden. Die weit reichende Symbolik von Yoni und Linga umfasst u.a. die Vereinigung der Gottheiten Shakti und Shiva, die körperlich-sexuelle Vereinigung von Mann und Frau und generell die Vereinigung von Gegensätzen. In diesen Formen lassen sich zwar auch ältere Vorbilder sehen. Etwa die heiligen Säulen (skr. *yupa, stambha*) im Zusammenhang mit dem brahmanischen Opferritual (vgl. Tausin 2012e). Und noch weiter zurück die steinernen Säulen und grossen runden Steine mit zentralem Loch, die in der Industalkultur gefunden wurden (vgl. Tausin 2012f). Und diese könnten auf die Kombination von Säule und Scheiben- oder Ringstruktur zurückgehen, die aus steinzeitlichen Kulturen – auch aus Indien – bekannt sind und oft als Symbole von Männlichkeit und Weiblichkeit oder Fruchtbarkeit gedeutet werden (Mahlstedt 2010). Solche kombinierten Säulen- und Kreis-Symbole könnten wiederum stilisierte Naturerscheinungen wie Berg, Baum und Höhle sein, die im Schamanismus als Weltsäule und als Eingang in der Unter- oder Anderswelt eine zentrale Bedeutung erlangt haben und noch heute in tribalen Gesellschaften Indiens verbreitet sind (Elgood 1999). Denkbar ist aber auch, dass diese Kern-Umkreis-Strukturen wie auch die schamanische Natursymbolik seherische Erfahrungen in veränderten Bewusstseinszuständen abbilden, allen voran die Kugeln und Fäden der Leuchtstruktur.

Literatur

Ayyangar, T. R. Srinivasa (1938): *The Yoga-Upanisads. Translated into English (on the basis of the commentary of Sri Upanisad-Brahma-Yogin)*. Adyar, Madras: Vasanta Press

Banerjea, Akshaya Kumar (1983): *Philosophy of Gorakhnath with Goraksha-Vacana-Sangraha*. Gorakhpur: Mahant Dig Vijai Nath Trust

Deussen, Paul (1963): *Sechzig Upanishads des Veda. Aus dem Sanskrit übersetzt und mit Einleitungen und Anmerkungen versehen*. Darmstadt: Wissenschaftliche Buchgesellschaft

Dyczkowski, Mark S. G. (1987): *The Doctrine of Vibration. An Analysis of the Doctrines and Practices of Kashmir Shaivism*. New York

Eck, Diana L. (1985): *Darśan. Seeing the Divine Image in India*. Chambersburg

Elgood, Heather (1999): *Hinduism and the Religious Arts*. London/New York: Cassell

Eliade, Mircea (1957): *Schamanismus und archaische Ekstasetechnik*. Zürich: Rascher & Cie

Flood, Gavin (1996): *An Introduction to Hinduism. Cambridge*: Cambridge University Press

Flood, Gavin D. (1993): *Body and Cosmology in Kashmir Shaivism*. San Francisco: Mellen Research University Press

Flood, Gavin D. (1992): „Techniques of Body and Desire in Kashmir Saivism“. *Religion 22:* 47-62

Frauwallner, Erich (1953): *Geschichte der indischen Philosophie* (2. Bde.). Salzburg: Otto Müller

Geldsetzer, Lutz (Hg.) (2006): *Klassiker der indischen Philosophie* (Digitale Bibliothek Sonderband). Berlin: Directmedia

Glasenapp, Helmut von (1958): *Die Philosophie der Inder*. Stuttgart: Alfred Kröner

Gonda, Jan (1969): *Eye and Gaze in the Veda* (Verhandelingen der Koninklijke Nederlandse Akademie van Wetenschappen. Afdeling Letterkunde. Nieuwe Reeks, Deel 75). Amsterdam

Gopi Krishna (2009): *Kundalini. Erweckung der geistigen Kraft im Menschen.* O. W. Barth

Harvey, Graham; Wallis, Robert J. (2007): *Historical Dictionary of Shamanism* (Historical dictionaries of Religions, Philosophies, and Movements, 77). Lanha u.a.: The Scarecrow Press, Inc.

Hillebrandt, Alfred (1958): *Upanishaden. Altindische Weisheit aus Brahmanas und Upanishaden. Übertragen und eingeleitet von Alfred Hillebrandt.* Düsseldorf/Köln: Eugen Diederichs Verlag

Jha, Ganganatha (1907): *The Yoga-Darsana. The Sutras of Patañjali with the Bhasya of Vyasa.* Bombay: Tattva-Vivechaka Press

Kent, Eliza F. (2004): „Hinduism and Ecstatic Indian Religions". Shamanism – *An Encyclopedia of World Beliefs, Practices, and Culture,* hrsg. v. Mariko Namba Walter und Eva Jane Neumann Fridman. Santa Barbara u.a.: ABC Clio: 750-755

Maheshananda, Swami (1931): *Shiva Samhita.* Pune: ACE Enterprises

Mahlstedt, Ina (2010): *Rätselhafte Religionen der Vorzeit.* Theiss

Michaels, Axel (1998): *Der Hinduismus. Geschichte und Gegenwart.* München: Beck

Mookerjee, Ajit (1986): *Kundalini. The Arousal of the Inner Energy.* Rochester: Destiny Books

Mookerjee, Ajit (1971): *Tantra Art. Its Philosophy & Physics.* Basel/Paris/New Delhi: Ravi Kumar

Nicholson, Philipp T. (2011): *Religiousvisionsoflight.com.* religiousvisionsoflight.com/video.html?2 (4.10.19)

Parry, Jonathan (1994): *Death in Banaras.* Cambridge University Press

Rastogi, Navjivan (1992): „The Yogic Disciplines in the Monistic Saiva Tantric Traditions of Kashmir: Threefold, Fourfold, and Six-Limbed". *Ritual and*

Speculation in Early Tantrism. Studies in Honor of André Padoux, hrsg. v. Teun Goudriaan. Albany: SUNY Press: 139-173

Rothermund, Dietmar (1995): „Epochen der indischen Geschichte". *Indien: Kultur, Geschichte, Politik, Wirtschaft, Umwelt. Ein Handbuch*, hrsg. v. Dietmar Rothermund. München: Beck: 77-100

Saraswati, Swami Satyananda (2005/1963): „The Practice of Trataka. *YOGA* 1, Nr. 3. yogamag.net/archives/2005/cmar05/tratak.shtml (4.10.19)

Sarkar, Prabhat Ranjan (1991): *Microvitum in a nutshell* (3. Aufl.). Kolkata: Ananda Marga Publications

Sequeira, Ronald (1996): *Die Philosophien Indiens*. Aachen: ein-FACH-Verlag

Silburn, Lilian (1988): *Kundalini. The Energy of the Depths: A Comprehensive Study Based on the Scriptures of Nondualistic Kasmir Saivism* (Suny Series in the Shaiva Traditions of Kashmir). Suny Press

Singh, Kirpal (1971): *The Light of Kirpal.* The Sant Bani Press. ruhanisatsangusa.org/lok/title.htm (4.10.19)

Stutley, Margaret (2003): *Shamanism. An Introduction*. London / New York: Routledge

Svatmarama, Swami (1992): *Hatha Yoga Pradipika. Commentary by Hans-Ulrich Rieker, introduction by R. K. S. Iyengar.* The Aquarian Press

Tablan, Ferdinand (2012): „Early Philosophical Atomism: Indian and Greek". *Academia.edu.* academia.edu/9514956/Early_Philosophical_Atomism_Indian_and_Greek (4.10.19)

Tausin, Floco (2019): *Mouches Volantes in den vorderasiatischen Religionen. Zoroastrismus, Judentum, Christentum und Islam.* Bern: Leuchtstruktur Verlag

Tausin, Floco (2012a): *Mouches volantes (MV) und andere subjektive visuelle Phänomene.* mouches-volantes.com/home/visuelle-subjektive-phaenomene.htm (28.8.19)

Tausin, Floco (2012b): „Die Leuchtkugel am Ende des Tunnels. Mouches volantes und Nahtoderfahrung". *XUN Magazin* 28. fantastischegeschichten.de/html/xun_magazin_28.html (24.9.19)

Tausin, Floco (2012c): „Mouches-volantes-Strukturen in den Veden – Teil 1: Schamanismus und Soma". *Ganzheitlich Sehen* 2/12. mouches-volantes.com/news/news(2-12).htm#1 (30.9.19)

Tausin, Floco (2012d): „Mouches-volantes-Strukturen in den Veden – Teil 2: Götter, Sonne, Vimanas, der Kosmos und Atman/Brahman". *Virtuelles Magazin 2000* 65. archiv.vm2000.net/65/FlocoTausin/Mouches-volantes-Strukturen-in-den-Veden-Teil2.html (30.9.19)

Tausin, Floco (2012e): „Mouches-volantes-Strukturen in den Veden – Teil 3: Opfersäule, Weltenbaum, Indras Netz und Nadis als Faden- und Röhrenstrukturen". Virtuelles *Magazin 2000* 66. archiv.vm2000.net/66/FlocoTausin/Mouches-volantes-Strukturen-in-den-Veden-Teil3.html (25.9.19)

Tausin, Floco (2012f): „Mouches volantes-Strukturen in der Industal-Kultur". *Ganzheitlich Sehen* 1. mouches-volantes.com/news/news(1-12).htm#1 (28.8.19)

Tausin, Floco (2011): „Energie sehen: Meditation mit offenen Augen". *Sein.de*, 11.5.11. sein.de/energie-sehen-meditation-mit-offenen-augen (4.10.19)

Tausin, Floco (2010a): *Mouches Volantes. Die Leuchtstruktur des Bewusstseins*. Bern: Leuchtstruktur Verlag

Tausin, Floco (2010b): „Lichter in der Anderswelt. Mouches volant*es* in der darstellenden Kunst moderner Schamanen ". *Ganzheitlich Sehen* 2/2010. mouches-volantes.com/artikel-archiv/floco_tausin__lichter_in_der_anderswelt. pdf (11.12.17)

Tausin, Floco (2010c): „Fliegenfänger aus dem Osten. Mouches volantes aus der Sicht des Ayurveda und der Traditionellen Chinesischen Medizin". *Ganzheitlich Sehen* 1/10. mouches-volantes.com/news/newsfebruar2010.htm#1 (18.8.19)

Tausin, Floco (2009): „Das Prickeln des Yogi. Die Bedeutung der Gänsehaut in der indischen Tradition". *GreenBalance 14*. greenbalance.at/ausgaben/GreenBalance_14.pdf (4.10.19)

Tausin, Floco (2006a): „Mouches volantes und Trance. Ein universelles Phänomen bei erweiterten Bewusstseinszuständen früher und heute". *Jenseits des Irdischen 3*

Tausin, Floco (2006b): „Mouches volantes. Bewegliche Kugeln und Fäden aus der Sicht eines Sehers". *Q'Phase. Realität ... Anders!* 4

Vivekananda, Swami (1995): Raja-Yoga. Der Pfad der vollkommenen Beherrschung aller seelischen Vorgänge. *Esotera*: Freiburg i. Br.

Wieland, Helmtrud (1992): *Das Spektrum des Yoga.* Gladenbach: Verlag Hinder + Deelmann

Witzel, Michael (2003): „Vedas and Upanishads". *The Blackwell Companion to Hinduism,* hrsg. v. Gavin Flood. Oxford: Blackwell Publishing: 68-101

Yogeshwar, Giridhar (1983): „Trataka or Yogic Gazing". *YOGA.* yogamag.net/archives/1983/cmar83/tra383.shtml (13.11.18)

Links

Link[7]: de.wikipedia.org/wiki/Hinduismus (2.10.19)

Link[8]: thoughtco.com/what-is-shiva-linga-1770455 (2.10.19)

Link[9]:
exoticindiaart.com/product/paintings/hiranyagarbha-golden-embryo-DL81 (5.12.18)

Link[10]: pinterest.co.uk/pin/817614507322443592 (3.10.19)

Link[11]: unurthed.com/2010/06 (3.10.19)

Link[12]: ro.wikipedia.org/wiki/Atman (13.12.18)

Link[13]: mahabharata.pushpak.de/buch6/mahabharata_b06k035.html (5.12.18)

Link[14]: pinterest.com/pin/563653709588106174

Link[15]: hatharaja.blogspot.com/2011/05/advaya-taraka-upanishad.html#more

Link[16]: mahabharata.pushpak.de/buch12/mahabharata_b12k216.html

Link[17]: mahabharata.pushpak.de/buch12/mahabharata_b12k240.html

Link[18]: yoga-vidya.de/yoga-buch/yoga-schriften/shiva-samhita

Link[19]: mahabharata.pushpak.de/buch12/mahabharata_b12k236.html

Link[20]: vyasaonline.com/brahma-upanishad

Link[21]: astrojyoti.com/parabrahmaupanishad.htm

Link[22]: mahabharata.pushpak.de/buch6/mahabharata_b06k031.html

Link[23]: twitter.com/manojgodarabhu (4.10.19)

Link[24]: experiencefestival.com/forum/photopost/data/568/medium/Aum_Symbol_Sacred_Hindu_Aum_Symbol_2.jpg (2.12.18)

Link[25]: schriften.yoga-vidya.de/hatha-yoga-pradipika

Link[26]: wiki.yoga-vidya.de/Goraksha_Shataka

Link[27]: schriften.yoga-vidya.de/hatha-yoga-pradipika

Link[28]: swamipurohit.com/en/blog/vital-energy-or-prana (4.10.19)

Link[29]: hatharaja.blogspot.com/2011/05/advaya-taraka-upanishad.html#more

Link[30]: en.wikipedia.org/wiki/Kundalini_yoga (4.10.19)

Link[31]: 5thdimensionalhealing.com/chakras (14.12.18)

Link[32]: wiki.yoga-vidya.de/Shat_Chakra_Nirupana

Link[33]: wiki.yoga-vidya.de/Goraksha_Shataka

Link[34]: wiki.yoga-vidya.de/Shat_Chakra_Nirupana

Link[35]: wiki.yoga-vidya.de/Shat_Chakra_Nirupana

Link[36]: healingenergytools.com/nadis-subtle-channels

Link[37]: wiki.yoga-vidya.de/Shat_Chakra_Nirupana

Link[38]: schriften.yoga-vidya.de/hatha-yoga-pradipika

Link[39]: wiki.yoga-vidya.de/Gheranda_Samhita_1._Unterweisung

Link[40]: wiki.yoga-vidya.de/Goraksha_Shataka

Link[41]: yoga-vidya.de/yoga-buch/yoga-schriften/shiva-samhita

Link[42]: hatharaja.blogspot.com/2011/05/advaya-taraka-upanishad.html#more

Link[43]: schriften.yoga-vidya.de/hatha-yoga-pradipika

Link[44]: mahabharata.pushpak.de/buch6/mahabharata_b06k035.html

Link[45]: yogamag.net/index.shtml

Link[46]: hatharaja.blogspot.com/2011/02/yoga-tattva-upanishad.html

Link[47]: yoginiashram.com/yantra-harnessing-the-power-of-mystical-geometry
(4.10.19)

Über den Autor

Floco Tausin
floco.tausin@mouches-volantes.com

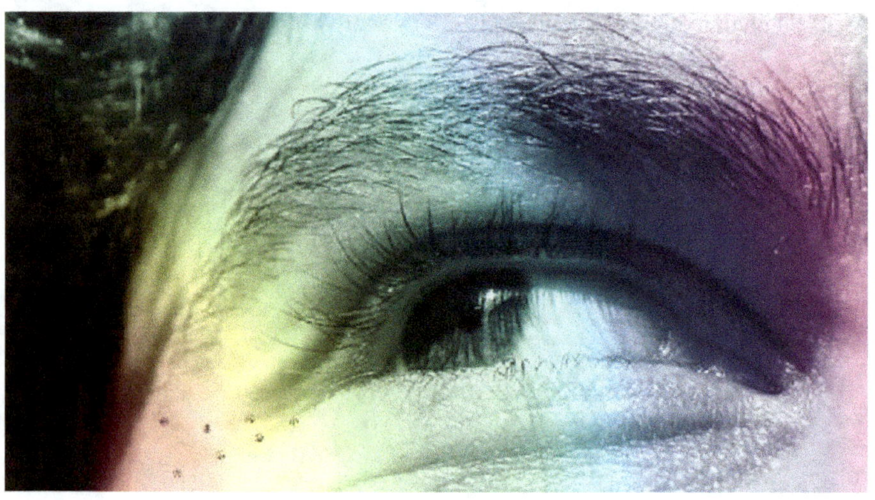

Der Name Floco Tausin ist ein Pseudonym. Der Autor promovierte an der geisteswissenschaftlichen Fakultät der Universität Bern und befasst sich in Theorie und Praxis mit der Erforschung subjektiver visueller Phänomene im Zusammenhang mit veränderten Bewusstseinszuständen und Bewusstseinsentwicklung. 2004 veröffentlichte er die mystische Geschichte „Mouches Volantes" über die Lehre des im Schweizer Emmental lebenden Sehers Nestor und die spirituelle Bedeutung der Mouches volantes.

Angaben zum Buch:

„Mouches Volantes – Die Leuchtstruktur des Bewusstseins", Leuchtstruktur Verlag (Bern) 2010, Paperback, 376 Seiten, Genre: Belletristik/mystische Erzählung.

Bereits den alten Griechen bekannt, von heutigen Augenärzten als harmlose Glaskörpertrübung betrachtet und für viele Betroffene ärgerlich: Mouches volantes, Punkte und Fäden, die in unserem Blickfeld schwimmen und bei hellen Lichtverhältnissen sichtbar werden.
Die Erkenntnis eines im schweizerischen Emmental lebenden Sehers stellt die heutige Ansicht radikal in Frage: Mouches volantes sind erste Teile einer durch unser Bewusstsein gebildeten Leuchtstruktur. Das Eingehen in diese erlaubt uns Menschen, mit dem Bilde eins zu werden.

Mouches volantes: Glaskörpertrübung oder Bewusstseinsstruktur? Eine mystische Geschichte über die nahe (f)liegendste Sache der Welt.

www.ingramcontent.com/pod-product-compliance
Lightning Source LLC
LaVergne TN
LVHW050540200726
843506LV00001B/42